国立がん研究センターの
乳癌手術

国立研究開発法人
国立がん研究センター中央病院乳腺外科　科長
木下貴之 編

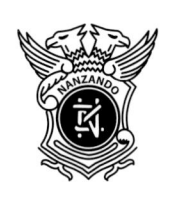

南山堂

■ 編 集 ■

木下 貴之	国立がん研究センター中央病院乳腺外科 科長

■ 執 筆 ■

麻賀 創太	国立がん研究センター中央病院乳腺外科 医員
内山 菜智子	国立がん研究センター中央病院放射線診断科 医長
小倉 拓也	虎の門病院乳腺・内分泌外科 医員 前 国立がん研究センター中央病院乳腺外科 がん専門修練医
茅野 修史	南大和病院形成外科 部長 前 国立がん研究センター中央病院形成外科 医員
菊池 真理	国立がん研究センター中央病院放射線診断科 医員
櫻庭 実	国立がん研究センター東病院形成外科 科長
椎野 翔	国立がん研究センター中央病院乳腺外科 がん専門修練医
神保 健二郎	国立がん研究センター中央病院乳腺外科 医員
垂野 香苗	昭和大学病院乳腺外科 助教 前 国立がん研究センター中央病院乳腺外科 がん専門修練医
北條 隆	国立がん研究センター東病院乳腺外科 医長
髙山 伸	国立がん研究センター中央病院乳腺外科 医長
藤木 政英	国立がん研究センター中央病院形成外科 医員
宮本 慎平	国立がん研究センター中央病院形成外科 科長
和田 徳昭	東京歯科大学市川総合病院外科・乳腺外科 准教授 前 国立がん研究センター東病院乳腺外科 科長
渡辺 俊一	国立がん研究センター中央病院呼吸器外科 科長

(五十音順)

▪ 推薦のことば ▪

　早期発見乳癌が多くなりかつ乳癌に対する集学的治療が当然となり，局所療法としての手術は縮小化が進み，乳房温存手術がスタンダードとなって久しい．また，腋窩郭清はセンチネルリンパ節生検の普及に伴い，次第に行われなくなった．しかし，これら縮小手術は決して手技が簡便になったということではなく，術前癌の広がり範囲推定に始まり，意図した範囲をいかに正確に切除するか，センチネルリンパ節をいかに同定するかなど，以前より手術手技は格段に高度化しており，繊細な画像応用も必要とされている．また，若い学徒はときに必須となる腋窩廓清や乳房切除などは，逆に不慣れとなっている．さらに，最近では主に美容の観点から，皮膚温存乳房切除術，乳頭乳輪温存乳房切除術，乳房再建術，内視鏡的乳房切除術など種々の術式が導入されるようになり，手技が煩雑化している．乳腺外科医はこれらの術式に精通していることが求められるが，なかなかすべてを網羅するのは困難である．

　木下先生率いる国立がん研究センター中央病院乳腺外科は，乳腺外科エキスパートの集団である．彼らが渾身の力を込めて書いた本書は，手術手技はもとより術前画像診断，合併症を含めた術後管理など，乳癌手術に関するすべての事柄が微に入り細にわたり書かれている．例えば断端陽性になった場合の追加切除方法や，BD領域における温存術後変形の避け方，術後クリニカルパスなど臨床をしているとかならず行き当たる細かい点も，最新の事項を含めて記述されている．図もきれいでわかりやすいものが多用されており，術式を直感的に理解するのに役立っている．図を眺めるだけでも要点は理解でき，多忙な医者には嬉しい．

　手術手技は，同じ術式でも学んだ施設により大変異なることが多い．いわゆる流儀であるが，ほかの流儀を知るという意味では，本書は乳腺外科初学者はもとより，すでに多くの経験をつんだ医師でも参考になることが多い．本書を参考に，自分で納得できる術式を完成させ，かつ最適な術式を目の前の患者に適応できれば術後の患者満足度は高まるであろう．

　本書は乳癌手術書の決定版ともいえるものであり，外科医，形成外科医，放射線科医，病理医，研修医，看護師，技師など乳癌手術に携わるすべての人にお勧めしたい．

2016年春

北里大学北里研究所病院 ブレストセンター長
帝京大学医学部 客員教授
慶應義塾大学医学部 客員教授
池 田　 正

序

　著者らは，他出版社の発刊ではあるが，図説臨床［癌］シリーズ：乳癌（1986年初版発刊），新・癌の外科‐手術手技シリーズ：乳癌（国立がんセンター編，2001年初版発刊）を片手に乳癌手術を現場で学んできた．これらの手術書の発刊から30年以上の時間を経たが，乳癌診療はその間大きく変遷を続けてきた．外科治療の分野ではセンチネルリンパ節生検が標準化し，乳房再建が保険収載され，より整容性を重視した低侵襲な外科治療を学ぶことが必要とされている．また，低侵襲で整容性の高い治療の恩恵を受けられる早期乳癌患者は年々増加し続けているが，薬剤抵抗性，放射線治療抵抗性の局所進行乳癌症例は変わらずに存在する．外科治療は数時間で，比較的安価に完結できる優れた治療法であり，その結果は，術者の日々の経験の積み重ねによる技量と知識によって左右されるものである．

　国立がんセンターが開設された1962年から71年に手術した1,212人の乳癌患者の30年予後を次頁に示した．当時は有効な薬物療法や放射線療法が存在せず，またより病期の高い患者が多く，手術の大部分はハルステッド手術や非定型乳房切除術が行われていた．現在では薬物療法，放射線療法などを組み合わせた治療が一般的となっているが，乳癌治療における根治度の点から見ても，現在でも局所治療の重要性，すなわち乳癌治療における手術療法の重要性は失われたわけではなく，より多様化してきている．治療が多様化した今日でも30年間患者を安心して見守れる医療を継承していきたいと考える．

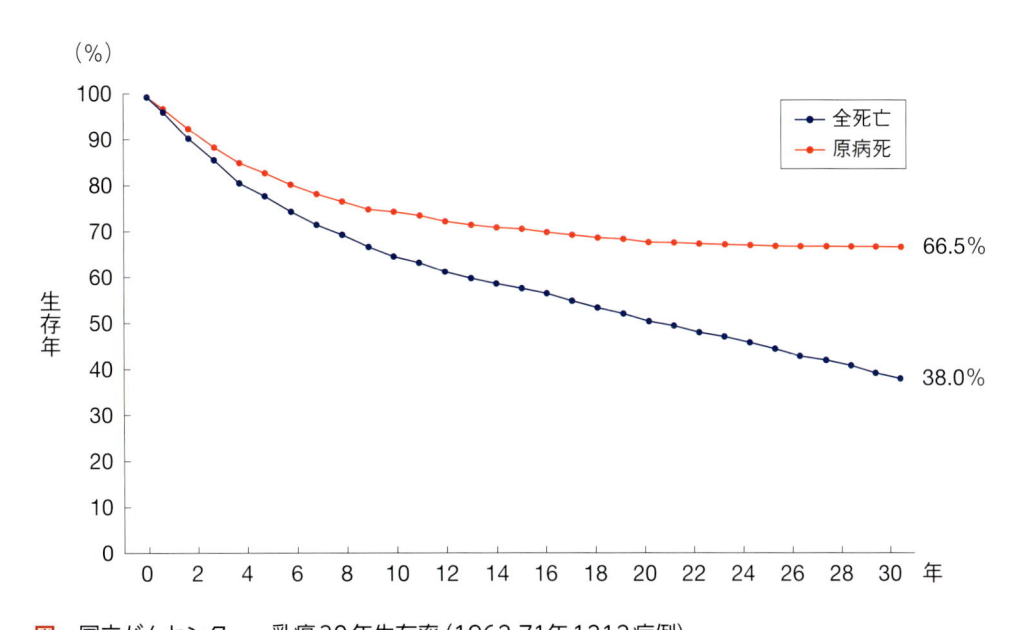

図　国立がんセンター　乳癌30年生存率（1962-71年1212症例）
（前 国立がんセンター乳腺外科 医長 七沢　武 先生より提供）

　今回，新たに南山堂のご厚意により「国立がん研究センターの乳癌手術」を完成することができた．豊富な経験症例数に裏付けされた確かな「乳癌手術の手技」を身に付けた専門家に執筆をいただいた．本書が乳癌手術を学ぶ外科医のバイブルとして日常臨床の向上に役立つことができたら幸せである．

2016年春

国立研究開発法人 国立がん研究センター中央病院乳腺外科 科長

木 下 貴 之

Contents

第1章 画像診断と術式判断

1 マンモグラフィによる病変範囲診断 …… 1

2 超音波による病変範囲診断 …… 3
  超音波フローイメージング法 …… 4
  エラストグラフィ …… 5

3 造影MRIによる病変範囲診断 …… 5
  乳管内進展の評価 …… 6
  MRI detected lesionとsecond look US …… 6
  クーパー靱帯，乳頭への進展評価 …… 7

4 造影CTによる病変範囲診断 …… 8
  Side memo 当院におけるtomosynthesisを用いた術前切除範囲の検討 …… 8

第2章 加刀前準備

1 入室前準備 …… 11
  手術前日準備 …… 11
  手術室入室前準備 …… 11

2 加刀前準備 …… 11
  消毒，覆布のかけ方 …… 11
  手術体位 …… 12
  術者・助手の立ち位置 …… 14

第3章 センチネルリンパ節生検

1 乳房から腋窩へのリンパ流とセンチネル理論 …… 15
  乳房リンパ流の解剖的理解 …… 15

  センチネルリンパ節理論と適応 ··· 16
2 センチネルリンパ節生検同定方法 ·· 17
  乳房部分切除症例 ··· 17
  乳房全切除症例 ··· 21
3 胸骨傍リンパ節にセンチネルが同定された場合の対処 ··· 24
  胸骨傍リンパ節の生検法 ·· 24

第4章 乳房部分切除術

1 皮切のパターン ·· 27
  腫瘍直上を通る皮切 ·· 27
  傍乳輪切開 ·· 27
  外側切開 ··· 28
  乳房下溝線切開 ··· 28
2 切除範囲の決定 ·· 29
  触知可能病変 ··· 29
  非触知病変 ·· 29
3 部分切除術の実際－皮膚切開線の決定と皮弁作成から切除まで－ ··················· 31
4 切除断端の評価と術式変更の判断 ·· 35
5 乳腺の修復法と閉創 ·· 35
  Side memo 断端陽性症例に対する二期的追加切除 ··· 37

第5章 整容性を重視した乳腺の修復，修正法

1 総論 ··· 39
  基本的な考え方 ··· 39
  術前の準備 ·· 40
  手術時の注意点 ··· 40
2 BD領域の充填方法 ··· 43
  術前デザイン ··· 45
  手術手技 ··· 45
  手術手技の追加 ··· 47

第6章　乳房切除術

1 乳房構造と皮弁形成に必要な解剖，皮膚切開線の決定 …… 49
　適応 …… 49
　皮弁形成に必要な解剖 …… 49
　皮膚デザイン …… 50

2 皮弁形成の基本と各皮弁形成の実際 …… 51
　皮弁形成の準備と順序 …… 51
　皮弁形成の基本操作 …… 52
　頭側皮弁（頭側胸骨縁から鎖骨下縁，肩峰まで）…… 53
　尾側皮弁（尾側胸骨縁から乳房下溝線まで）…… 53
　外側皮弁（広背筋前縁から腋窩静脈まで）…… 55

3 大胸筋前面と側胸壁の処理 …… 56
　大胸筋前面の処理 …… 56
　側胸壁の処理 …… 57

4 腋窩郭清を伴わない場合の乳房切除術 …… 59
　外側皮弁の作成 …… 59
　側胸壁の処理 …… 59

5 止血確認とドレナージ …… 59

6 局所進行乳癌に対する乳癌切除術 …… 59
　大胸筋浸潤を認める症例に対する対処 …… 59
　胸壁浸潤を認める症例に対する対処 …… 61

7 皮膚温存乳房切除術と乳頭温存乳房切除術 …… 62
　適応 …… 62
　皮膚切開のデザイン …… 62
　皮膚切開・皮弁作成 …… 63
　筋膜剥離と乳房切除 …… 64
　Side memo 内視鏡補助乳房切除術 …… 67

第7章　腋窩リンパ節郭清術

1 腋窩の解剖とレベル分類 …… 69
　古典的な腋窩の解剖を熟知する …… 69
　腋窩リンパ節のレベルと郭清範囲 …… 69

2 腋窩リンパ節郭清の流れ ... 71
- ルート1：腋窩外側操作1 ... 71
- ルート1：腋窩外側操作2 ... 74
- ルート2：大胸筋外縁操作（大胸筋外縁から小胸筋外縁へ） ... 76
- 大胸筋外側支配血管と下胸筋神経の温存（レベルⅠ浅層郭清） ... 76
- 小胸筋の授動とレベルⅡ郭清 ... 78
- 長胸神経の剥離 ... 79
- 胸背動静脈，神経，長胸神経の温存と腋窩深部（肩甲下）
- リンパ節の郭清（レベルⅠ～Ⅱ郭清終了） ... 81
- レベルⅢ郭清と胸筋間（Rotter）リンパ節郭清 ... 85
- 止血確認とドレナージ，閉創 ... 88

第8章 乳腺外科医に必要な乳房再建術の知識

1 エキスパンダー挿入の適応決定 ... 89

2 エキスパンダー挿入の手技 ... 90
- 術前準備 ... 90
- 大胸筋下の剥離 ... 91
- 浅胸筋膜弁・分層前鋸筋弁の作成 ... 91
- 止血，洗浄，ドレーン留置 ... 92
- エキスパンダー挿入，閉創 ... 93

3 エキスパンダー挿入後の合併症と対処法 ... 93
- エキスパンダーの位置移動 ... 93
- 皮膚壊死・創哆開 ... 93
- 血腫・漿液腫 ... 94
- 感染 ... 94
- エキスパンダーの露出 ... 94

4 自家組織による一期乳房再建の適応と手技 ... 95
- 適応 ... 95
- 代表的術式 ... 95
- 代表的な自家組織再建の手技 ... 96

5 自家組織による一期乳房再建の術後管理 ... 102
- 術後の体位 ... 102
- 移植組織の血流確認 ... 102
- 移植組織の保定 ... 102

6 乳頭再建法，乳房修復法など ... 102
- 乳輪乳頭再建 ... 102

	乳房二次修正術	103
7	乳房再建術後の患肢リハビリテーション	104
8	PMRTを要する症例に対する乳房再建の適応と手技の工夫	104
	Side memo　乳房再建の際に乳腺外科医が気をつけるポイント	105

第9章　術後管理

1	創処置とドレーン管理	107
	創処置	107
	ドレーン管理	108
2	術式別クリニカルパス	108
3	術後管理のポイントと合併症への対処法	108
	術後管理のポイント	108
	合併症	108
	索引	112

メディカルイラスト　彩考

第1章

画像診断と術式判断

- 現在わが国において乳癌の術式は乳房温存療法が全乳癌の58.6％と最も多く，2番目に胸筋温存乳房切除術（26.9％），3番目に全乳房切除（13.0％）が施行されている[1]．乳房温存療法は整容性に優れている一方で，乳房内再発が生存率に悪影響を与えることが知られている[2]．したがって，術前画像診断における病変の広がり診断と，それに基づいた切除範囲の決定が重要となる．また，近年術前化学療法と外科的手術とを組み合わせた治療法が行われてきている．
- 乳腺画像診断はマンモグラフィ（MMG），超音波（US），MRIの3つのモダリティを用いた総合診断である．各々の役割は異なり，マンモグラフィ（あるいはUS）で存在診断，USで質的診断を行い，生検で悪性と診断された場合にMRIで広がり診断を行うのが標準的診療となっている．
- 乳癌の広がり診断においては3つのモダリティのうち，MRIが最も精度が高く，第1選択として推奨されている[3]．しかしながら，実臨床では月経周期，授乳中，化学療法後など，個々の背景はさまざまで，マンモグラフィあるいはUSが最終的な広がり診断に有用となるケースにも遭遇する．
- 本章では，各モダリティにおける画像の特徴について述べるとともに，術式判断における各画像診断モダリティの実際の使用についても紹介する．

1 マンモグラフィによる病変範囲診断

- マンモグラフィは乳房を上下，斜位方向からはさみ，X線を照射して撮影する．以前はフィルムを用いたアナログ撮影が主であったが，現在はFPD（flat panel detector）を用いたデジタルマンモグラフィへと移行している[4]．マンモグラフィ所見は腫瘤，石灰化，その他の所見に大きく分類されている．他の撮影モダリティと比較して優れている点は，画素サイズが25 μmから100 μmと機器により差はあるものの，非常に小さく，高い空間分解能を有することから，微小石灰化に関する詳細な評価ができる点である．温存療法を施行する際に最も注意すべき点は，乳管内成分の広がりである．石灰化は乳管内病変の一部を構成することから，術前範囲決定の際は石灰化を含めた正確なマーキングが重要となる．温存療法における切除範囲内に石灰化が含まれているかどうか切除標本撮影を行い（図1），石灰化が十分に含まれていないと判断した場合は追加切除を行う．
- 壊死型石灰化であるcomedo typeの石灰化は，多形性（pleomorphic）あるいは線状（linear）の形状を呈し，分泌型でnon-comedo typeであるmicropapillaryやcribriform typeの場合は微小円形（punctuate）あるいは淡く不明瞭な（amorphous）形状を呈する．前者は，実際の進展範囲と対応するのに対し，後者は乳腺症に随伴する分泌型石灰化と類似し，良悪性の鑑別が困難であること，また，実際の病変範囲と乖離がみられることなどが報告されている点に留意する必要がある．
- 石灰化病変の場合，乳管内進展がUSやMRIでは過小評価されやすいことから，マンモグラフィでの石灰化の正確な広がり評価が重要となる（図1）．

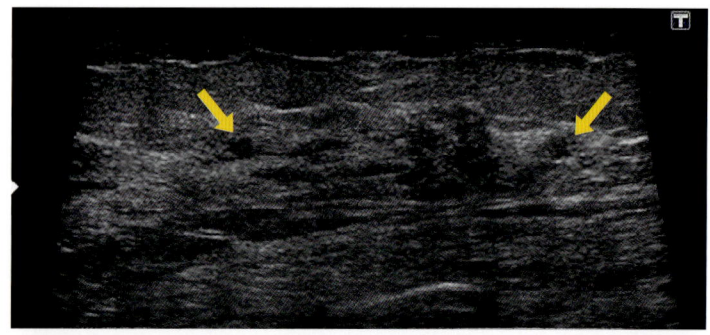

a USで低エコーを呈する範囲(➡)にマークをつける．
b, c マンモグラフィを撮影し，マーク内に石灰化が全て含まれていることを確認．
d 検体中央に目的とする石灰化は含まれており(➡)，検体辺縁から石灰化までの距離は十分保たれていることを確認した．

a US

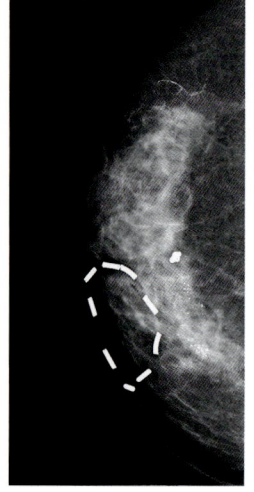

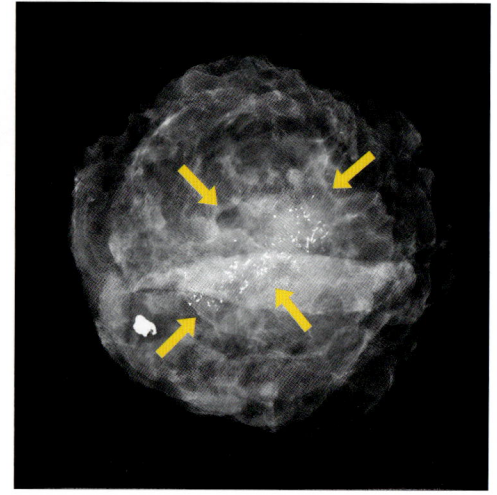

b MMG CC 画像　　c 拡大像　　d 切除標本X線画像

図1 石灰化病変に対する画像ガイド下マーキング症例

- 一方，腫瘤性病変や構築の乱れや局所濃度上昇などの場合，その描出は背景乳腺濃度に左右され，脂肪性乳腺では認識されやすいが，高濃度乳腺では病変が乳腺と重なり，指摘困難な傾向がある．
- 近年では，これらのマンモグラフィにおける弱点を克服するべく，新たなデジタルマンモグラフィ撮影技術としてTomosynthesisが臨床に導入されてきている[5〜7]．tomosynthesisとはtomography（断層）とsynthesis（合成，統一）の2つの意味から作られた造語であり，1回の断層撮影で任意の高さのスライス面を再構成する撮影技術である（**図2**）．これにより乳腺の重なりが軽減され，腫瘤性病変や構築の乱れを有する症例において，病変の描出が改善される利点がある（**図3**）．ただし，現状の機器においては富士フイルム，GE，HOLOGIC，SIEMENS社製の機器がわが国で認可されているが，画像収集における管球の移動角度や画像再構成方法は各社により異なる．

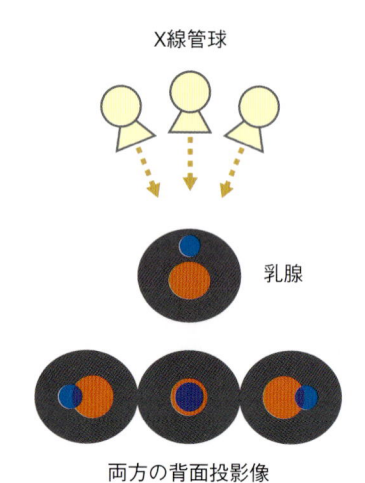

図2 tomosyntheisisの原理
X線管球が左右に移動して断層撮影を行う．これにより背面投影像が得られ，乳腺の重なりが軽減された画像が得られる

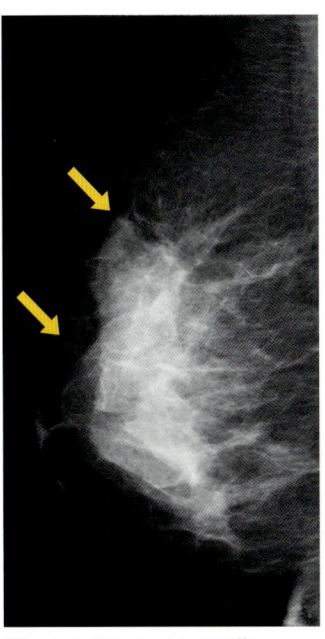

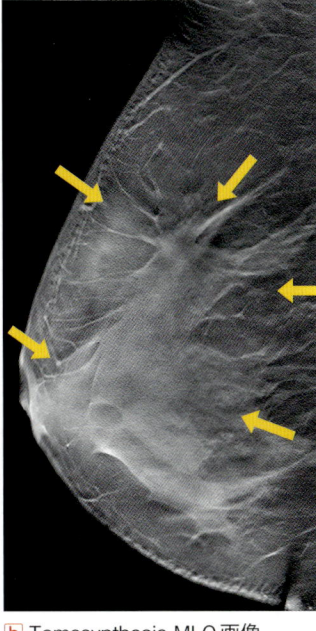

ⓐ マンモグラフィでは，右頭側に境界不明瞭な濃度上昇と乳腺表面の直線化を認める（➡）．
ⓑ tomosynthesisでは，腫瘤の輪郭，spicula，distortionいずれも明瞭となり，病変の広がり診断に有用である（➡）．

ⓐ マンモグラフィMLO画像　　ⓑ Tomosynthesis MLO画像
図3 tomosynthesisが従来のマンモグラフィと比較し，有効であった症例
（SIEMENS社製MMG，tomosynthesis画像）

ⓐ US

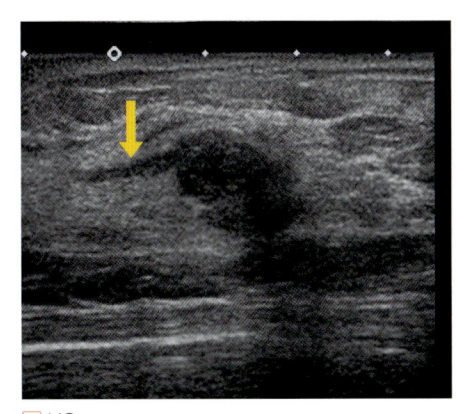

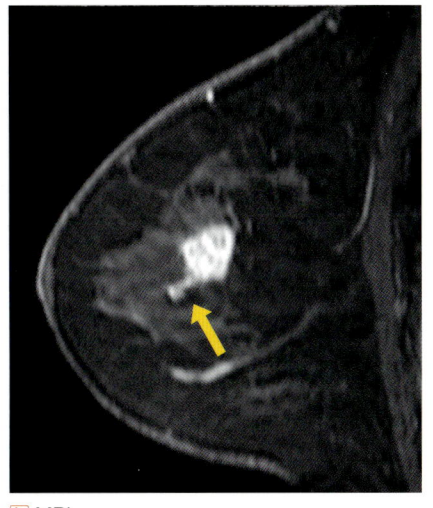

ⓑ MRI

図4 浸潤癌から連続して乳頭側方向に進展する乳管内成分

2　超音波による病変範囲診断

- 超音波を用いた広がり診断では，主病巣の評価，乳管内病変および娘結節の有無，多発病変がないかを評価する．切除範囲の判定には主病変である低エコー腫瘤から連続あるいは断続的に広がる乳管内病変の有無の評価が重要である（**図4**）．乳管内病変の所見としては，乳管の拡張を伴い，乳管内に充実性エコーや点状高エコーを認める，あるいは乳腺内の低エコー域として認められる（**図5**）．また超音波は乳頭近傍の描出に優れており，乳頭直下の病変や乳頭内への進展の評価において有用である（**図6**）．

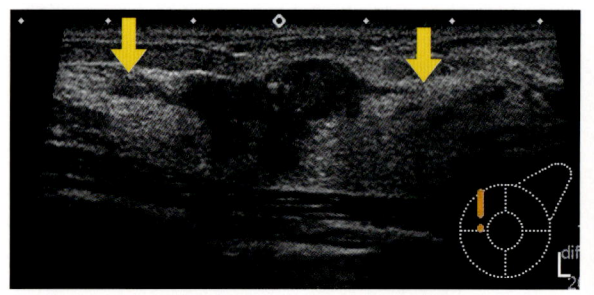

ⓐ US

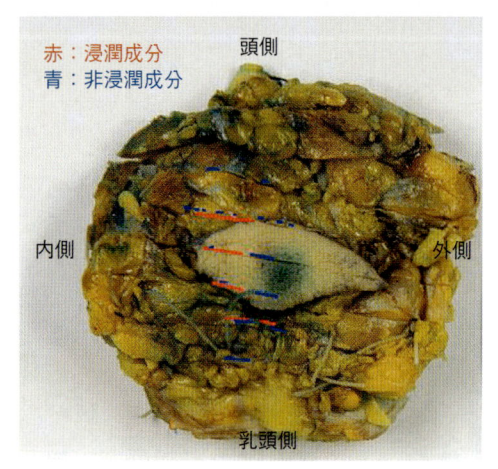

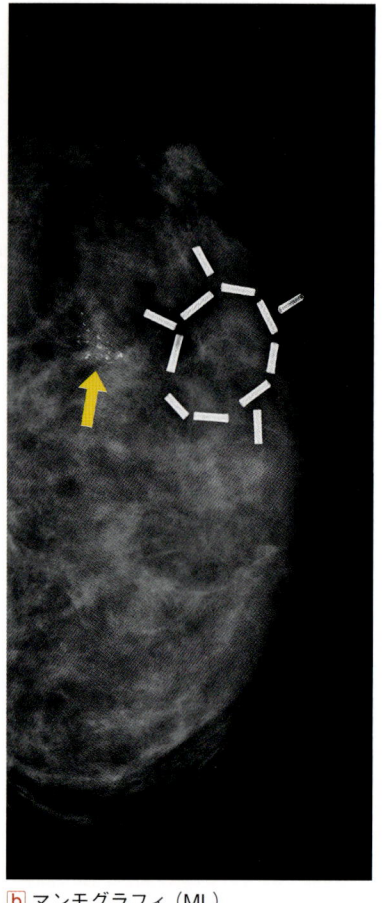

ⓒ 病理マクロ標本
赤：浸潤成分
青：非浸潤成分
頭側
内側　外側
乳頭側

ⓑ マンモグラフィ（ML）

図5 US（B-mode）での乳管内成分評価：US＋マンモグラフィマーキング症例
ⓐ 腫瘤から連続して頭尾方向に伸びる索状低エコー（乳管内成分）が見られる（➡）．腫瘤内の点状高エコーは微細石灰化を示唆する．US下で浸潤部分を囲み，乳管内成分と思われる範囲に線でマークをした．
ⓑ マーク内に集簇する多形性石灰化を認めた．
ⓒ 浸潤部分（━）から頭尾方向に進展する乳管内成分（━）が見られ，US所見と一致する．断端陰性．

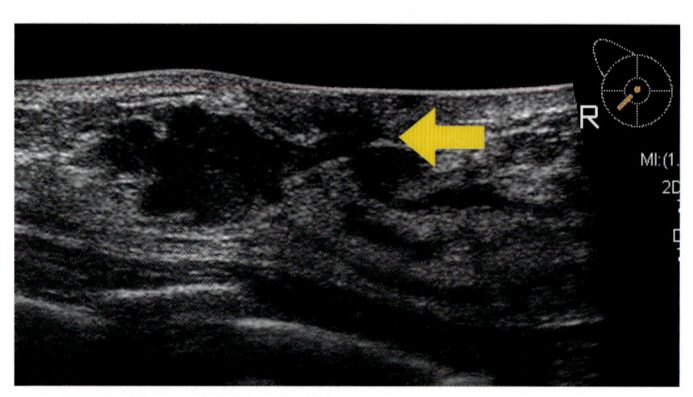

図6 乳頭直下まで進展する乳管内成分

■超音波フローイメージング法

- 超音波フローイメージング法は血流やリンパ流の情報を評価する方法である．乳腺診断においては，腫瘤性病変における血流あるいは血流が存在する血管を可視化するカラードプラ法と血流自体の性状をドプラ法にてとらえるパルスドプラ法がある．カラードプラを実施するには，Bモードを用い，探触子を皮膚面に垂直に入るように配慮する．広がり診断では腫瘤から連続する非腫瘤部分に血流を認

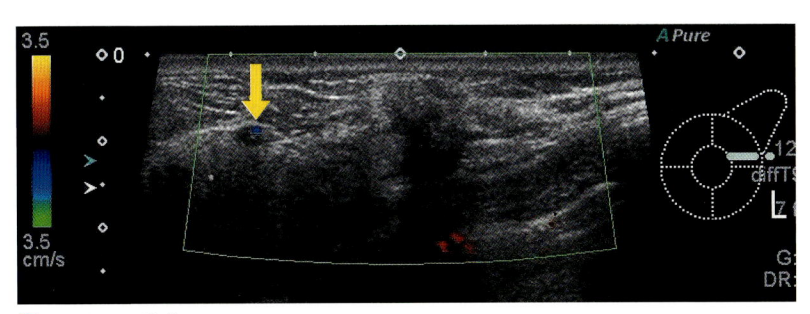

a USカラードプラ

図7 カラードプラを用いた乳管内成分評価
a 低エコー結節部分に血流が見られ（⇨），乳管内進展が疑われた
b 浸潤部分（硬癌：—）から乳頭側方向にcomedo壊死を伴うsolid typeの乳管内成分（—）が見られ，US所見と一致する．断端陰性

b 病理マクロ標本

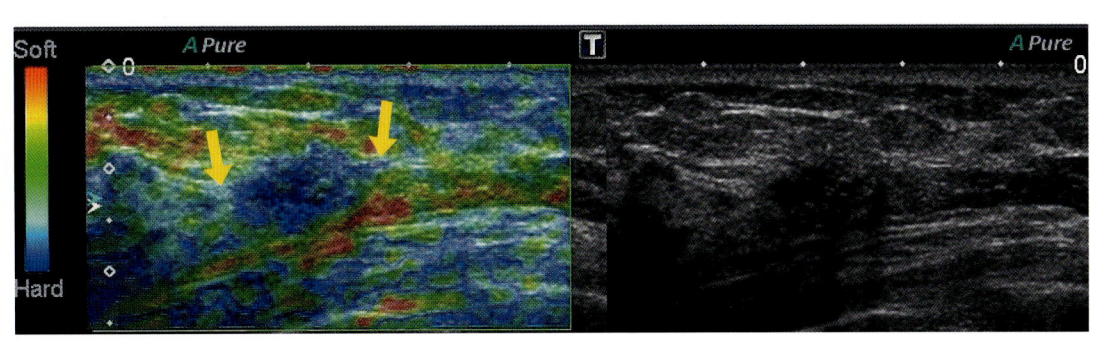

図8 浸潤範囲の予測に有用
B-modeの低エコー部分より広範に歪みの低下（青色部分：矢印）が見られ，浸潤を示唆する（Tsukuba Elasticity Score5）．

めた場合に乳管内成分の可能性を示唆する（図7）．

エラストグラフィ

- エラストグラフィ技術の概念は，探触子を押し当てることにより圧迫された組織の変位の様子，すなわちひずみの分布を画像化し，その病変部位の硬さを診断情報として評価しようとするものである[8]（図8）．最近ではひずみを与える方法が，用手圧迫振動が中心のStrain Elastographyだけでなく，放射圧照射により振動エネルギーを供給するARFI，Shear Wave Elastography技術の搭載装置も販売されている．いずれもターゲットの硬さを画像化，数値化するという質的診断能力を，形態的診断が中心の超音波診断領域に持ち込んだコンセプトは共通だが，その理論や開発の方向性，精度は異なる[3,9]．

3 造影MRIによる病変範囲診断

- 高磁場（3T）かつ乳腺専用コイルの発達により，高い空間分解能を有する撮像が可能となり，MRIは術前の広がり診断には欠かせないモダリティとなっている．また，ガドリニウム造影剤を用いて撮像することで，高い濃度分解能を有する画像を得ることができる．ただし，重篤な肝障害，腎障害を

有する患者，および喘息を有する場合には造影剤使用は原則禁忌である．また，閉経前女性の場合，月経開始前後1週間は正常乳腺に造影増強がみられることから，良悪性の鑑別や病変の広がり範囲診断が困難になる場合があることに留意する必要があり，可能であれば卵胞期（月経開始後5～12日）での撮像が勧められている[10]．

- 癌病変は，癌周囲間質の血流増加や血管透過性亢進を反映し，造影される領域として濃染される．
- 造影早期相から後期相まで少なくとも3回撮像し，病変の造影パターンを評価することも，良悪性の鑑別に役立つ[11]．
- ただし，一部の良性増殖性病変や乳腺症においても早期濃染像を呈することがあるため，進展範囲の評価において，過剰診断になる可能性について注意する必要がある．
- また良悪性の鑑別において，癌は細胞密度が高く拡散が抑制される．拡散強調像（diffusion weighted image：DWI）にて高信号，ADC（apparent diffusion coefficient）mapで低信号を示せば拡散係数の低下，すなわち悪性が示唆される．

■乳管内進展の評価

- 乳管内病変は，主病巣と連続する線状，あるいは区域性の濃染像（non mass enhancement）として認められる（図4b，9）．
- comedo typeのような悪性度が高い非浸潤癌は主病巣と同様の早期濃染像がみられる．一方non-comedo typeのような悪性度の低い非浸潤癌は，晩期濃染像をとり，乳腺症病変との鑑別が困難となるため，広がり診断時には注意を要する．また，さらに悪性後の低いlow gradeのnon-comedo DCISでは細胞量が少ない場合にまったく造影されず，MRIで検出されないこともある．

■MRI detected lesionとsecond look US

- マンモグラフィ，超音波で検出されず，造影MRIで初めて，新たな病変が検出された場合は，まず，

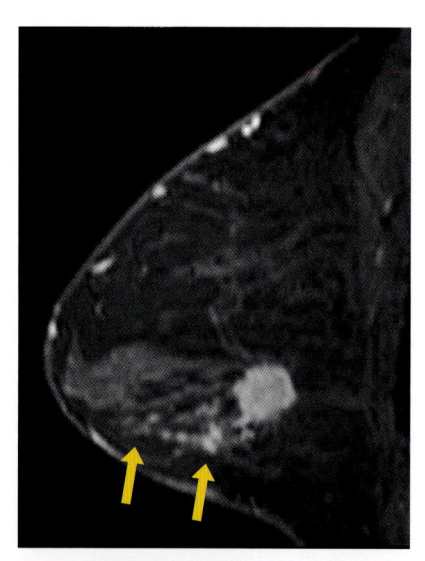

図9 乳管内病変の描出（造影MRI画像 MPR矢状断像）
乳管内病変は，主病巣と連続する区域性の濃染像として認められている（➡）

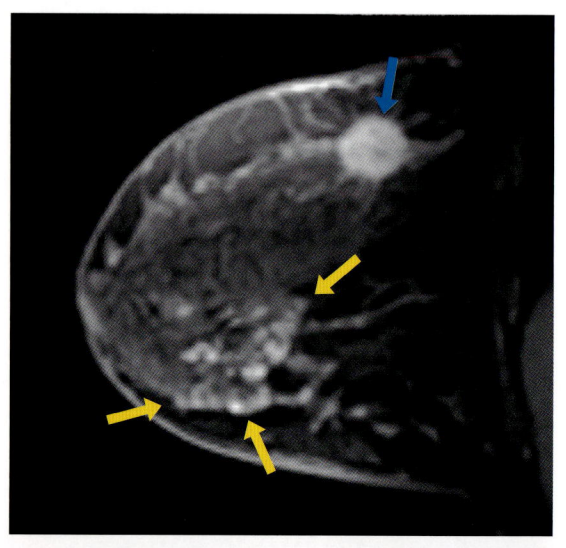

図10 MRI detected lesion：同側別領域の非浸潤癌症例（矢状断像）
右乳房12時方向の浸潤癌（➡）に対する広がり診断目的に施行した造影MRIで6時方向に新たにnon mass enhancement（➡）が検出された．second look US後の生検で非浸潤癌と診断され，乳房全摘術となった

その部分をターゲットとして，再度超音波検査（second-look US）を施行すべきである．second-look USで病変が同定され，悪性が疑われた場合は生検で良悪の診断をつけた後，術式が決定される．再度のUSでも病変が同定できない場合にはMRI guided VAB（Vacuume Assisted Breast Biopsy）も考慮されるが，現時点では施行できる施設が限られており，偽陽性病変に対する不必要な生検とならないように適応決定には注意が必要である．

- 図10，11にMRI detected lesionにて術式変更となった症例を示す．
- 切除範囲決定に際して，術前のMRIは不可欠であると考える．しかし，近年MRIの高い偽陽性率も問題となっている．マンモグラフィ，US，MRIの各モダリティ間で所見に乖離が見られた場合にはそのままにせず，今一度，原点に戻り，必要であれば生検を行い，正確な質的および広がり診断をする必要がある．

クーパー靱帯，乳頭への進展評価

- 造影MRIは濃度分解能が高く，クーパー靱帯や乳頭内への病変の進展評価が可能である（図12）．

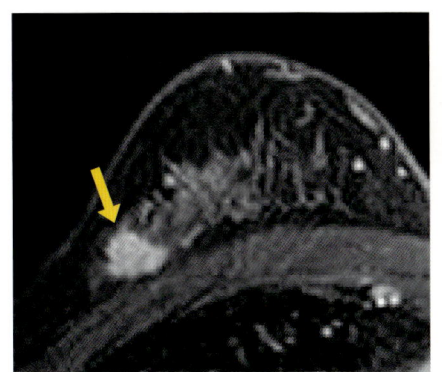

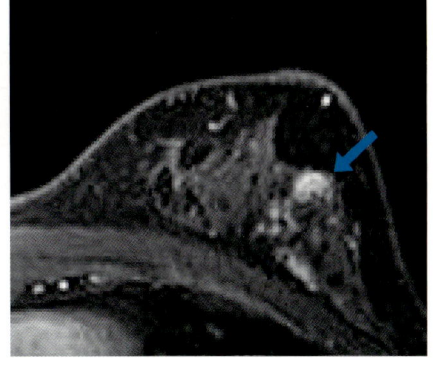

右乳房C領域の浸潤癌（a⇒）に対する造影MRIで左乳房3時方向主体に区域性に広がるnon mass enhancement（b⇒）が検出された．second look US後の生検で非浸潤癌と診断され，両側温存術となった．

a 右乳房　　b 左乳房
図11　MRI detected lesion：対側の非浸潤癌症例（軸位断像）

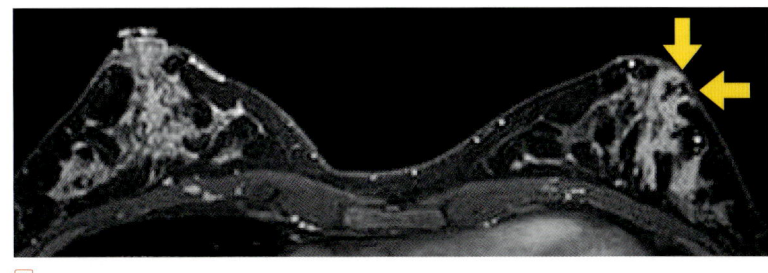

a，b クーパー靱帯は肥厚し，乳腺内の病変と同様に造影されている．クーパー靱帯内に入り込み，皮膚直下まで進展する乳管内成分の存在が示唆される．

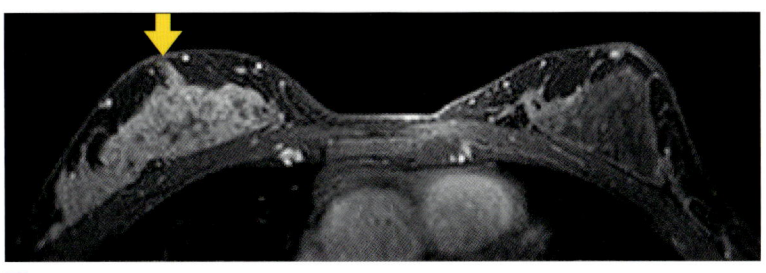

a
b
図12　クーパー靱帯内への進展（軸位断像）

4 造影CTによる病変範囲診断

- 多列検出器を用いたCT（multi detector row CT：MDCT）の登場により，短時間で高い空間分解能の画像が得られること，腋窩リンパ節や他臓器の転移検索も同時に行えることが利点である．ただし，ヨード造影剤の過敏症，重度の甲状腺疾患を有する患者には禁忌，気管支喘息，重度の肝障害，腎障害を有する場合，急性膵炎・マクログロブリン血症・多発性骨髄腫・テタニー・褐色細胞腫には原則禁忌であることに留意する必要がある．高磁場，高分解能MRIが登場するまでは，造影CTが乳癌の広がり診断に用いられていた[12]．現状のMRIとの比較では，濃度分解能において劣る点があることで，乳管内進展や非浸潤癌の検出率が低いこと，X線による被曝が生じることもあり，早期の乳癌術前広がり診断においては造影MRIが第一選択で[13]，腋窩リンパ節転移や他臓器等の評価が必要な症例や造影MRI適応が困難な症例においては，造影CTを行っている（図13）．

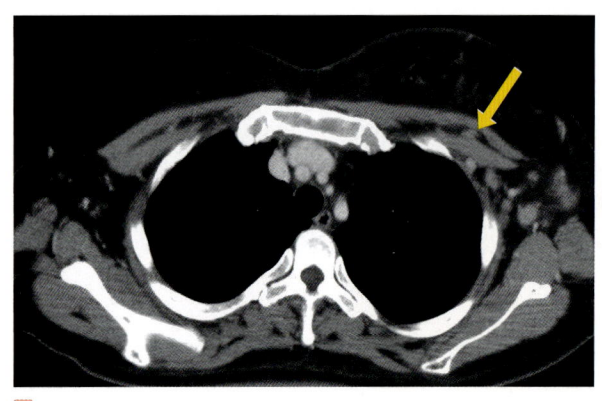

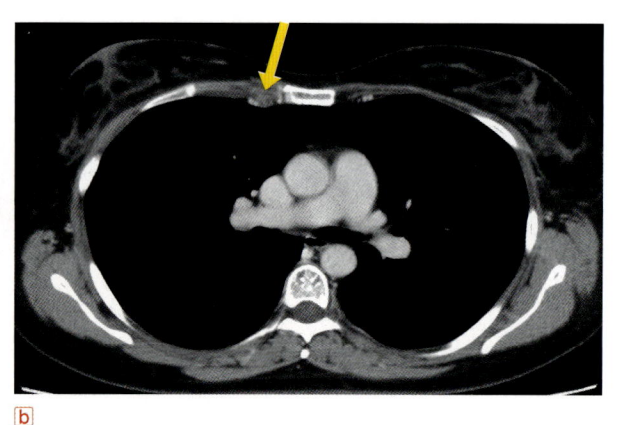

図13 造影CTが有用な症例
a 左腋窩レベルⅠ～Ⅱリンパ節腫大を認める．レベルⅡではRotter（胸筋間）リンパ節も見られる（➡）
b 右胸骨傍リンパ節腫大が描出されている（➡）

Side memo　当院におけるtomosynthesisを用いた術前切除範囲の検討

術前化学療法により，病変部に修飾が加わり，残存範囲の評価が困難になることがある．マンモグラフィでは，乳腺との重なりにより，病変のみの描出が困難で，特にcCRの場合には，客観的手法の検査ではないため，正確な病変の同定，マーキングは困難である．一方，造影MRIでは造影効果を有する病変としての検出が困難で，実際の範囲と比べると過小評価してしまう場合があることや，再度マーキングのために，造影剤を使用しなければならない．また，術体位が背臥位である一方，MRI精査時の体位は腹臥位であるため，病変範囲が術体位とは異なる点が問題となる．

このような臨床的背景のもと，当院では，USとtommosynthesisを併用した切除範囲のマーキングを行っている．いずれも造影剤を用いることなく短時間に簡便に施行できることが利点である[14,15]．化学療法前後にMMG，tomosynthesis，US，造影MRIを施行し，残存病変の範囲について総合的に評価を行う．部分切除術対象と判断された症例については，USとtomosynthesisを組み合わせて切除範囲の検討を行っている．USで残存病変が同定できる場合には，US下でまず切除範囲をマークし，その後tomosynthesisを施行して，マーキング位置を修正している（図14）

Side memo

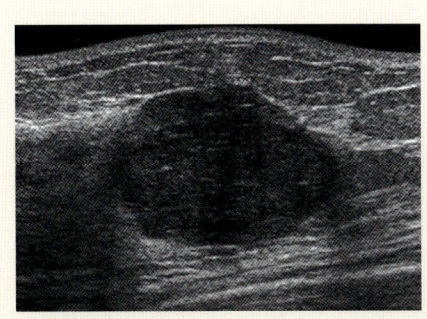

|a|化学療法前US
|b|化学療法後US 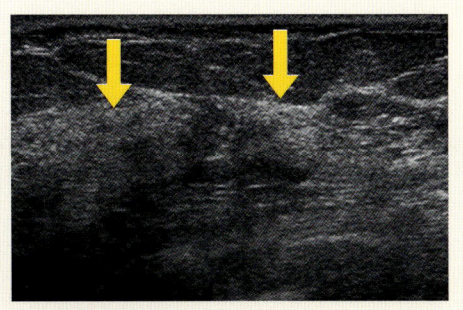
|c|化学療法後2DMMG CC 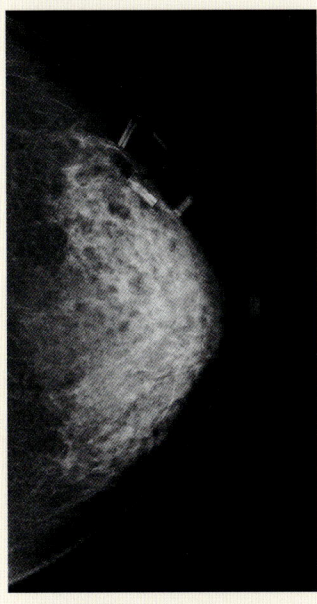
|d|化学療法後tomosynthesis CC 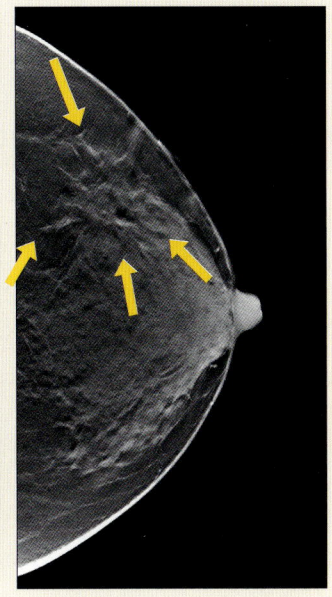
|e|切除標本 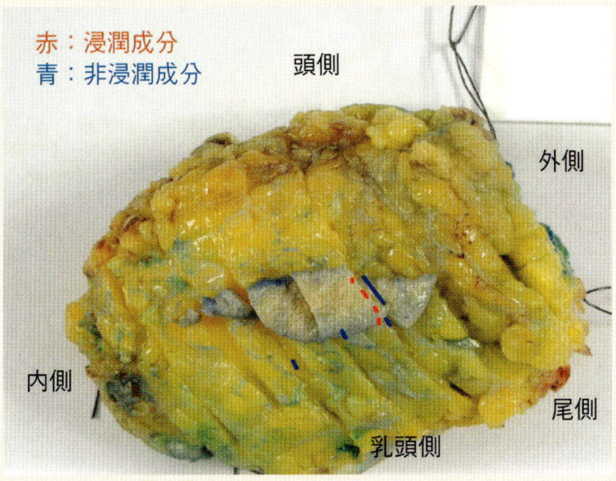
|f|マーキング例 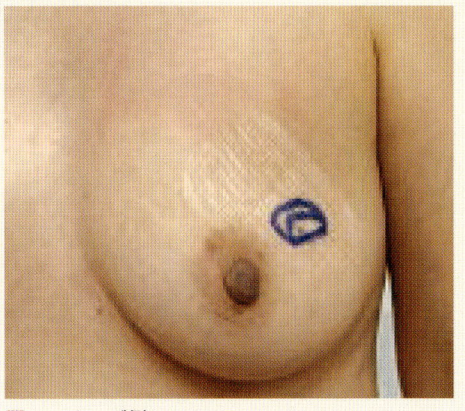

赤：浸潤成分
青：非浸潤成分
頭側／外側／内側／尾側／乳頭側

図14　US＋tomosynthesisマーキング
|a|圧排性発育する低エコー腫瘤．
|b|distortionを伴う不整形低エコー域内に点状高エコーあり．
|c|背景乳腺高濃度で病変部の指摘困難．
|d|縮小した腫瘤の不整な輪郭（➡）が印内に含まれていることを確認して終了とした．
|e|検体ほぼ中央に化学療法に伴う変化と考えられる肉芽組織，瘢痕組織，ヘモジデリンを貪食した組織球の集簇を認める．瘢痕組織内には小腺管構造や個細胞性に散在性に浸潤癌（—）の遺残を認める．

（菊池真理／内山菜智子）

文献

1) 全国乳癌患者登録調査報告. 2011年次症例. 日本乳癌学会
2) Punglia RS, et al：Local therapy and survival in breast cancer. Lancet, 356：2399-2405, 2013.
3) 日本乳癌学会編：科学的根拠に基づく乳癌診療ガイドライン②疫学・診断編. 2015年度版. 金原出版, 2015.
4) Pisano ED, et al：Diagnostic performance of digital versus film mammography for breast-cancer screening. N Engl J Med, 353：1773-1783, 2005.
5) Andersson I, et al：Breast tomosynthesis and digital mammography：a comparison of breast cancer visibility and BIRADS classification in a population of cancers with subtle mammographic findings. Eur Radiol, 18(12)：2817-2825, 2008.
6) Good WF, et al：Digital breast tomosynthesis：a pilot observer study. AJR Am J Roentgenol, 190(4)：865-869, 2008.
7) Nachiko Uchiyama, et al：Diagnostic Impact of Adjunction of Digital Breast Tomosynthesis (DBT) to Full Field Digital Mammography (FFDM) and in Comparison with Full Field Digital Mammography (FFDM). Breast Imaging Lecture Notes in Computer Science, Volume 7361/2012, p.119-126, 2012.
8) Itoh A, et al：Breast disease：clinical application of US elastography for diagnosis. Radiology, 239：341-350, 2006.
9) 中島一毅, ほか：乳房超音波エラストグラフィ. 日本超音波医学会(JSUM)乳腺のElasticity imagingに関する用語・診断基準作成小委員会, 2013. 2. 14
10) Mann RM, et al：Breast MRI：guidelines from the European Society of Breast Imaging. Eur Radiol, 18：1307-1318, 2008.
11) Peters NH, et al：meta-analysis of MR imaging in the diagnosis of breast lesions. Radiology, 239：341-350, 2008.
12) Akashi-Tanaka, et al：Diagnostic value of contrast-enhanced computed tomography for diagnosing the intraductal component of breast cancer. Breast Cancer Res.Treat, 49：79-86, 1998.
13) Shimauchi A, et al：Comparison of MDCT and MRI for evaluating the intraductal component of breast cancer. AJR, 187：322-329, 2006.
14) Chen JH, et al：Breast cancer: evaluation of response to neoadjuvant chemotherapy with 3.0-T MR imaging. Radiology, 261(3)：735-743, 2011.
15) Nachiko Uchiyama, et al：Usefulness of Adjunction of Digital Breast Tomosynthesis (DBT) to Full-Field Digital Mammography (FFDM) in Evaluation of Pathological Response after Neoadjuvant Chemotherapy (NAC) for Breast Cancer. Breast Imaging Lecture Notes in Computer Science, Volume 7361：p.354-361, 2012.

第2章

加刀前準備

- 手術がより効率よく安全に遂行されるためには，術前の準備をマニュアル化された手順に沿って行うことが大切である．それには入室準備の効率化，適切な手術体位，清潔野の確保患者の安全確保が特に重要となってくる．本章では，術前準備から手術体位の取り方，消毒・覆布のかけ方について述べる．

1 入室前準備

手術前日準備
- 手術前日に入浴またはシャワー浴を済ませ，患部の清潔を保つようにする．
- 病棟にて病変の位置を超音波で確認，マーキングを行う．患者自身に手術のイメージを思い描きやすくなる効果もあり，左右取り間違えの防止にもなる．

手術室入室前準備
- 手術室入室時に再度，患者本人，主治医，麻酔科医，担当看護師とで病変の左右，予定術式を呼応確認する．
- 血圧計，静脈路確保は原則として健側上肢で行う．対側乳がんに対し腋窩手術施行の既往がある場合は，針刺入侵襲による蜂窩織炎の誘発や上肢浮腫助長の可能性が生じるため，原則ルート確保は下肢で行う．

2 加刀前準備

消毒，覆布のかけ方
- 強力な殺菌作用をもつポビドンヨード（イソジン®）を用いる．ポビドンヨードにて過敏がある患者には希釈したグルコン酸クロルヘキシジン（5％ヒビテン®）を用いる．
- 消毒液（イソジン®，ヒビテン®）は長時間の大量接触により接触皮膚炎を起こす可能性がある．消毒時に背部に白布などを添えておき，消毒液が背中に長時間接触しないようにする（図1）．消毒が終了した時点で白布は抜去する．
- 消毒範囲は，下顎角－健側乳頭－臍－後腋窩線を目安とし十分範囲に含むようにする（図2）．肩関節，肩甲骨上部から手首にかけ患側腕全体も消毒野に含める．両側乳房手術の際は，前胸部全体，両側後腋窩線まで全体を消毒し，術野に両側乳房を露出させる．術野外から患肢の手を挙上するな

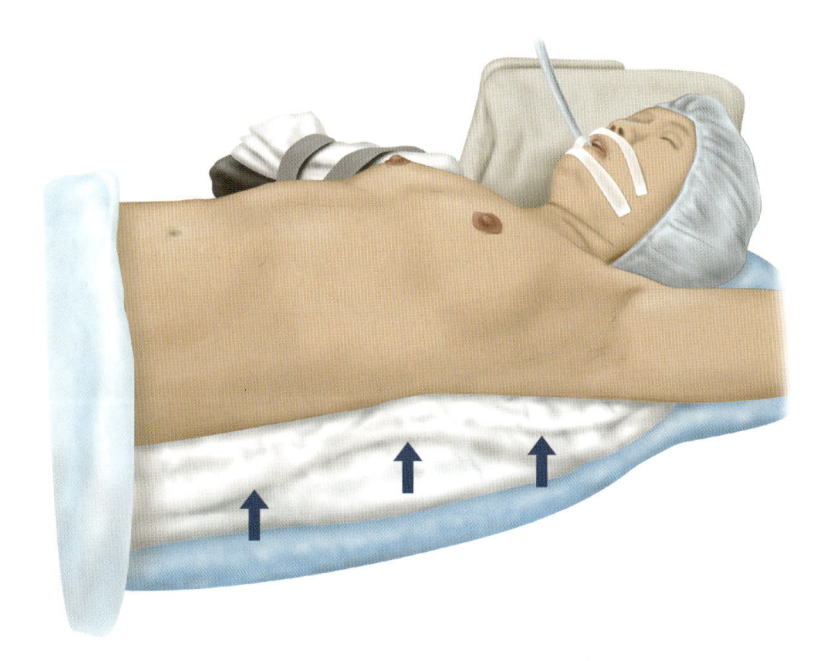

図1　背部の白布による接触皮膚炎の予防
ポビドンヨードなどの強力な殺菌作用のある薬剤は長時間の皮膚接触により皮膚炎を起こすことがあるため、薬液が背部に浸透しないように白布を用い予防しておく。

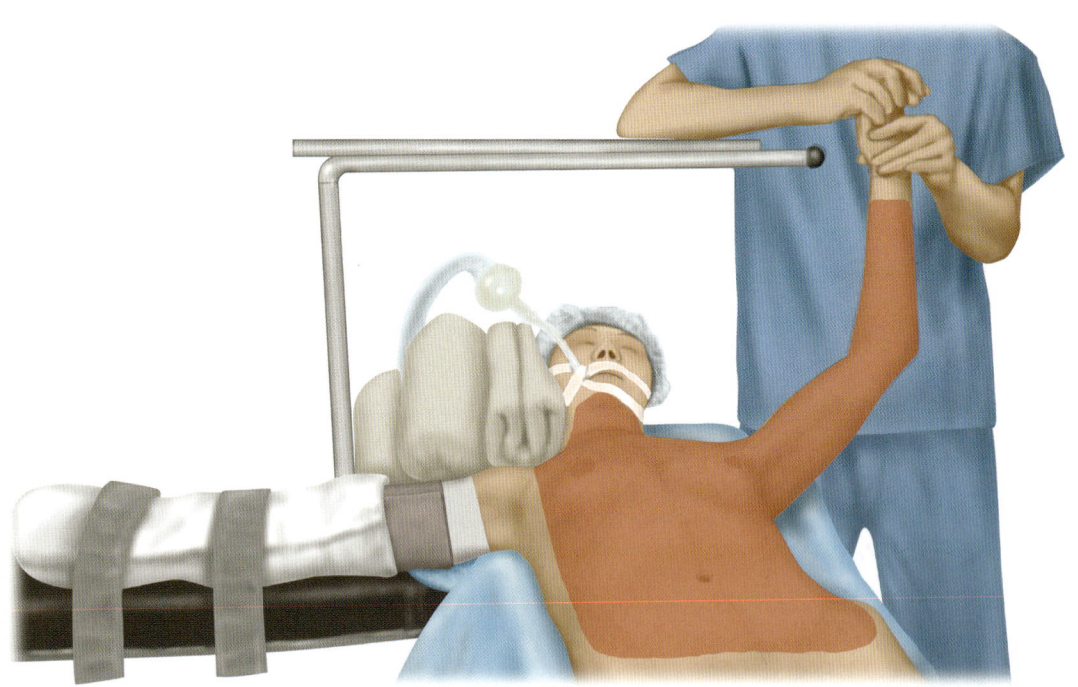

図2　消毒範囲
消毒範囲は広く含める。患側上肢を挙上し、後腋窩線を超えた範囲も十分に消毒範囲とする。全身麻酔下では上肢は脱力状態となっているため、予想外に重く感じる。両手でしっかり保持する。

ど、工夫をするとよい。
- 患手を肩まで覆うことができる手袋を用いて上肢を覆う。手袋が抜け落ちないように、手首、肘関節上腕部の2ヵ所をガーゼで縛り固定する。この際、強く固定しすぎないように注意する（長時間の圧迫により皮下出血が起こることがある）。覆布を全体にかけ、清潔野を完成させる。布鉗子を用い、手袋を離被架（L字型麻酔用スクリーン）に吊り固定する（**図3**）。この際、患者の指を布鉗子で挟み傷つけないように注意する。

■手術体位
- 体位は仰臥位とし、患肢上肢を90度外転、肘関節は90度屈曲する（**図3**）。

12

第2章 加刀前準備

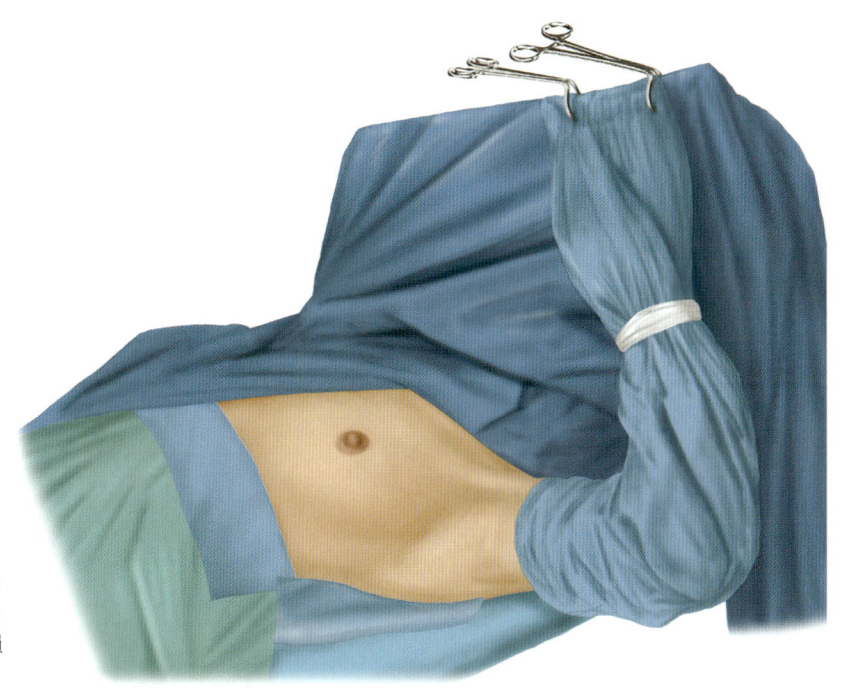

図3 手術体位（レベルⅠ-Ⅱ郭清時）
脇と肘がリラックスした状態となるようにする．無理な外転や挙上は神経損傷のリスクとなるため，十分留意する．

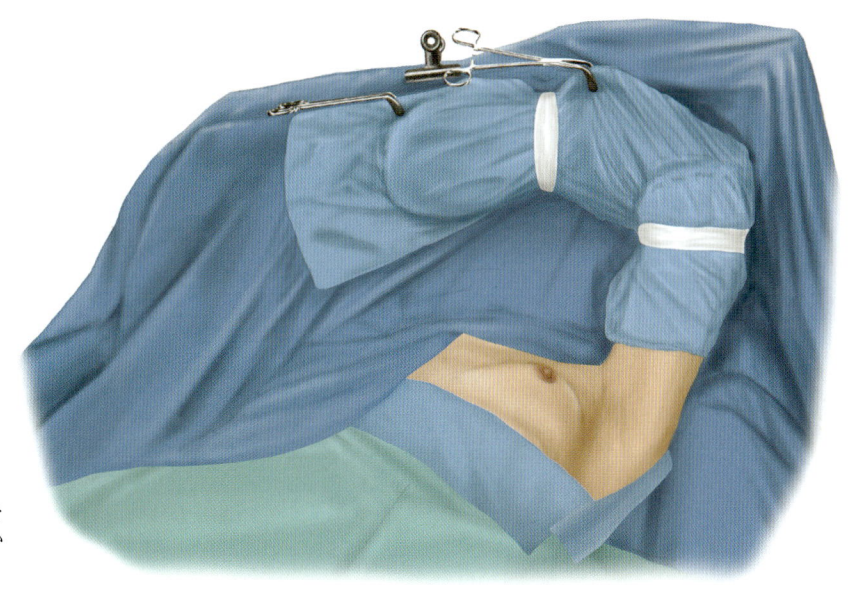

図4 手術体位（腋窩深部郭清時）
上肢を挙上することよりも，大胸筋を十分弛緩させることを意識する．広い腋窩視野をとることを目的とする．

- 患側の上肢は，90度外転して手台にのせる場合と離被架に吊って顔の上に挙上する場合（神経麻痺に注意）があるが，術者と第2助手の操作は患肢挙上体位の方が容易なことが多い．
- 長時間の肩関節の90度以上の外転により，腕神経叢の牽引負荷がかかり神経損傷がおこることがあるので注意する．また，90度以下の外転位でも腕神経損傷が発生することがあり，肩関節の伸展や外旋も注意が必要である．手術操作や展開に集中し，過度に上肢圧迫，伸展しないように注意する．
- 離被架は健側から立てる．その方が，術者の使用できるワーキングスペースが広くなり，手術操作は容易である．両側乳房手術の際は，両上肢を挙上できるようにする．手術操作を行わない側の上肢は下ろし，長時間の過伸展を予防する．
- 腋窩のレベルⅢの深部郭清をする場合には患肢をさらに90度挙上し，肘部と手部を離被架に固定する（**図4**）．患肢を前上方に内転することで大胸筋を弛緩させることにより，胸筋をさらに上方に展開させることが可能となり，深部の腋窩リンパ節操作が可能となる．

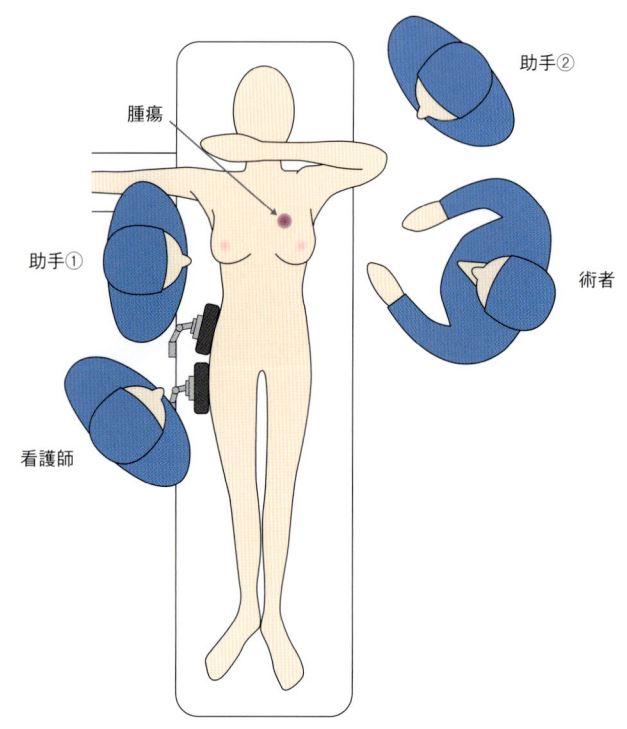

図5　手術開始時の基本的な立ち位置（左乳癌）
手術開始時の基本的な立ち位置．術者は乳房切除の際，自由に移動してやり易い位置を確保する．腋窩操作をする場合，やや患側を上方に傾ける方が操作しやすくなるため，健側に側板を立て，患者の体位を維持しておく．

- 術中，ベッドを傾け視野展開を行えるよう，側板を健側に設置する．乳房外側や腋窩操作を行う際には患側を若干挙上（やや側臥位）すると操作が容易となる．側板の固定は，胸壁と腸骨の2か所で行っている（図5）．両側手術の場合は，両側腸骨部に1個ずつ設置する．側板は手術操作の障壁にならないよう適宜調整する．この際，圧迫による神経損傷や褥瘡形成に十分注意する必要がある．
- 体位確保後，全身麻酔下で再度超音波にて病変を評価する．実際の手術体位での腫瘍位置把握や切除範囲の決定の最終判断を行う．

術者・助手の立ち位置

- 乳癌の手術は通常3人で行う．オクトパスなどを用いることで2人でも遂行可能だが，十分な術野の確保や止血確認などの安全上，3人で行うほうが望ましい．執刀開始時において術者は患側に立ち，第一助手（指導者）は術者の対面（患者の健側），第2助手は術者の頭側に立つ（図5）．手術操作のしやすさにより術者と助手の立ち位置が手術中に適宜変わることになるが，第2助手の位置は変わることはない．

（椎野　翔／垂野香苗／神保健二郎）

第3章

センチネルリンパ節生検

- 乳癌治療において，腋窩リンパ節の転移状況は最大の予後予測因子であると同時に，術後治療の「強度」を決定するうえで重要な判断指標になる．
- 腋窩リンパ節評価として，センチネルリンパ節生検が臨床的リンパ節転移を認めない（cN0）症例に広く行われている．重要な病期情報を得るための生検操作であるため，その手技は非侵襲的にかつ正確にセンチネルリンパ節を同定する必要がある．
- 近年，ACOSOG Z0011試験の結果を受けて，一定の条件のもとに腋窩郭清の省略が行われるようになってきた．以前にも増して，センチネルリンパ節生検を正確に行うことが重要となっている．
- 本章では，センチネルリンパ節の同定法を現在広く行われている蛍光法，ラジオアイソトープ法（RI法），色素法について具体的な方法について述べる．また，同定されたセンチネルリンパ節に対する手術手技について部分切除・全切除に分けて解説する．

1 乳房から腋窩へのリンパ流とセンチネル理論

乳房リンパ流の解剖的理解

- センチネルリンパ節生検を行ううえで，乳房からのリンパの流れを把握することは大切である．
- 古典的な乳房リンパ流の解剖は，Sappey（1874）らの水銀を用いたリンパ流マッピングで記述された．乳房のリンパ流は乳房内の小葉間リンパから発生し，そのリンパ管は互いにネットワークを形成しながら乳管に沿い，乳頭下リンパ管叢に一旦収束する．最終的にリンパ流は皮下のリンパ管に乗って腋窩に流入していく．
- Suami（2005）らの酸化鉛を用いた皮下リンパ管造影では，皮下リンパ流は肋弓下，胸骨外縁，および乳頭から発生し，樹枝状に合流し腋窩に流入することが示された（図1）[1]．
- 臨床上では，乳房のリンパの流れは真皮内・皮下を走行するリンパ流と乳房の葉間を走る乳房内リンパ流が複雑なネットワークを形成し，最終的には多くのリンパ流が腋窩リンパ節に還流するが，一部では胸骨傍リンパ節にも還流していると理解される．
- 乳房内リンパ流経路の偏りにより，腫瘍の位置によるリンパ節転移部位にも偏りが生じうる．所属リンパ節転移を伴う場合，多くは腋窩リンパ節転移を伴うが，胸骨傍リンパ節転移を生じる場合も腫瘍の（占拠）部位により認められている．Haagensenらが定型的乳房切除術を施行した1,007症例の胸骨傍リンパ節転移率を，各腫瘍の部位別に示した（図2）[2]．臨床的に腋窩リンパ節転移を認めるstage ⅡB以上の進行癌が対象となっている．

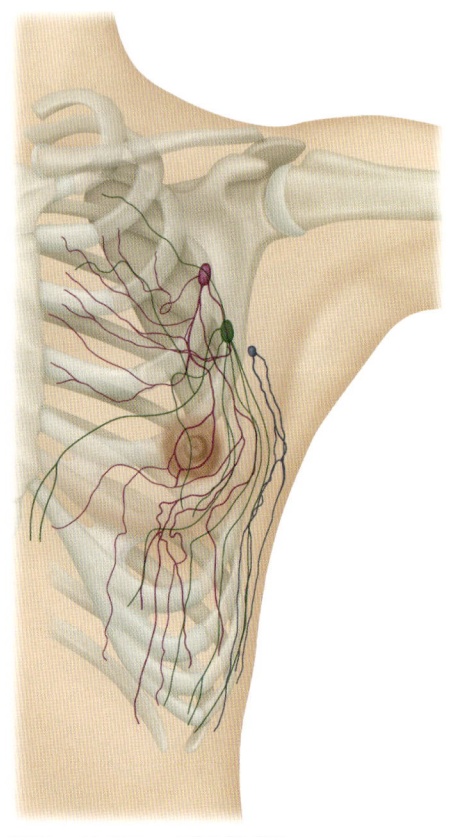

図1　皮下リンパ流の模式図
肋弓下，胸骨外縁，乳頭からリンパ流は還流する．複数のリンパ管が合流し，本幹となって腋窩リンパ節に到達する．各リンパ節にはメインのルートが存在するが（色分け），それぞれのリンパルートは互いにネットワークを形成していると考えられる．

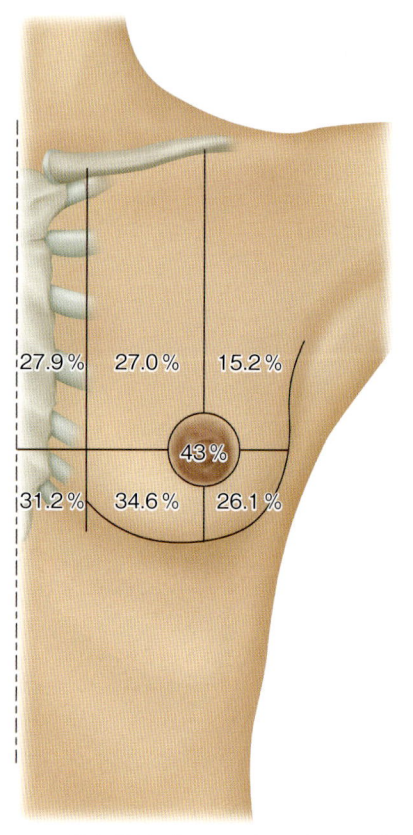

図2　腫瘍部位別による胸骨傍リンパ節への転移率（Haagesenら）
腫瘍の位置により胸骨傍リンパ節転移率が異なる．乳房内側のリンパ流は胸骨傍リンパ節に多く流入していく傾向があると理解される．
（文献2）より引用）

■ センチネルリンパ節理論と適応

- 乳癌におけるセンチネルリンパ節とは，乳房からの生理的なリンパの流れが機能しているという前提で，乳房内原発腫瘍から最初に流入するリンパ節を指す．
- 腋窩リンパ節転移はセンチネルリンパ節を経由して進展していく．センチネルリンパ節転移を認めない場合にはそれ以上の転移を来している可能性は理論上なく，腋窩郭清の省略が可能となる．
- センチネルリンパ節にマイクロ転移を認めた場合にはおよそ20％に，またマクロ転移を認めた場合にはおよそ40％程度に腋窩非センチネルリンパ節に転移を認めるため，腋窩郭清が選択される．
- センチネルリンパ節生検の適応は原則としてcN0症例が対象となる．米国臨床腫瘍学会（ASCO）のガイドラインでは以下の項目を満たす場合にはセンチネルリンパ節生検は推奨されないとしている[3]．
  ① 局所進行癌や腫瘍径の大きい症例（cT3/cT4）
  ② 炎症性乳癌
  ③ 乳房温存術が予定されている非浸潤性乳管癌（DCIS）
  ④ 妊娠期乳癌
- 実際のセンチネルリンパ節の同定においては，リンパ流が多く流入している腋窩リンパ節のみをセンチネルリンパ節生検として術中診断している．胸骨傍リンパ節領域と腋窩の両方にセンチネルリンパ節が同定された場合には，腋窩野のみを評価対象として生検する（p.10参照）．
- 術前cN0と判断された症例のなかには，リンパ節自体がすでにがん細胞に置換されている場合やリンパ管ががん細胞により閉塞している場合がある．そのような状況では，注入した薬液が腋窩リンパ節

第3章　センチネルリンパ節生検

に届かずセンチネルリンパ節として描出されないことがある．触診などを併用しても，センチネルリンパ節が同定されない場合，原則として腋窩郭清を選択する．
- センチネルリンパ節生検の偽陰性率（見落とし）は5％程度である．自身の成績を認識した上で，十分な経験がある医師とそのチームで行うべきであり，患者にも十分なインフォームド・コンセントを行ってから施行する．

2 センチネルリンパ節生検同定方法

乳房部分切除症例

蛍光法
- インドシアニン・グリーン（ICG）を用いる．計1mLを使用し，加刀直前に腫瘍直上の皮内と乳輪のやや腋窩側の皮内の2ヵ所に半量ずつ注射する（図3）．
- センチネルリンパ節生検を成功させるには，センチネルリンパ節にトレーサーを確実に到達させる必要がある．
- 乳房の皮下組織にはリンパ管が豊富に存在する．トレーサーを十分にリンパ流に乗せるために，トレーサーは皮下から皮内層に注入する．
- 上述したように乳房のリンパ流の多くは乳輪下リンパ管叢に一旦収束してから腋窩に流入することが知られている．リンパ節の同定率を上げるために，乳輪下リンパ管叢をターゲットにトレーサーを注入する．また，それとは別のリンパ管ルートも併存するため，腫瘍直上の皮下にもトレーサーを注入するようにする．
- 近赤外線モニターにて術野を投影すると，ICGが白く蛍光発色して確認できる．注射した後，乳房を揺さぶるようにしてマッサージ（ICGをリンパ流に乗せて腋窩リンパ節に流すイメージ）すると，リンパ流の流れが目視できることが多い（図4）．
- 皮下のリンパ流から腋窩リンパ節に入り込むとリンパ流の流れは確認できなくなる．皮下脂肪の程度

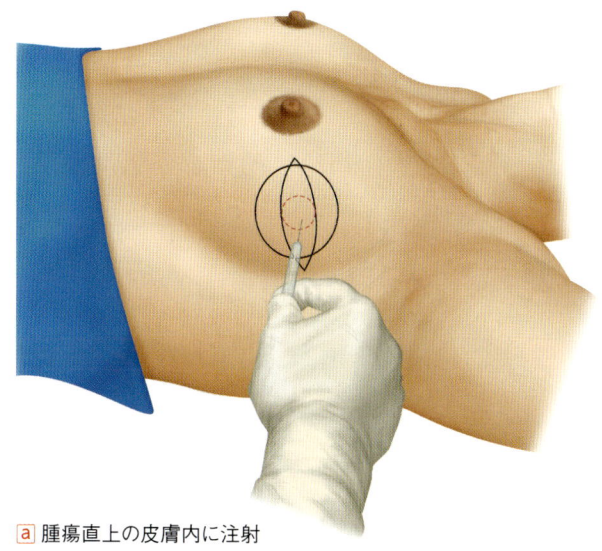

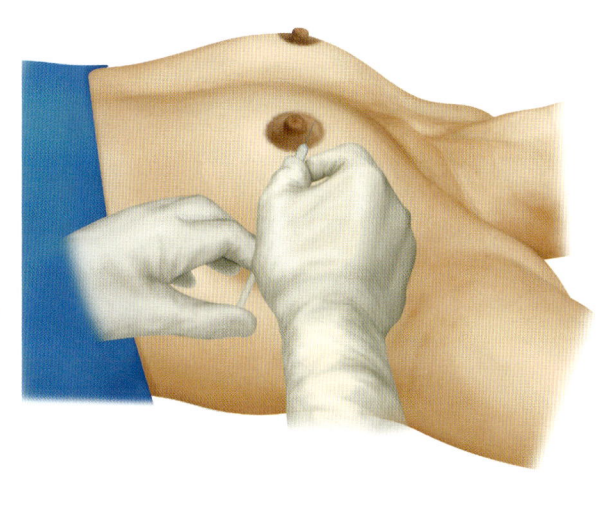

[a] 腫瘍直上の皮膚内に注射　　　　[b] 乳輪腋窩側に注射

図3　ICGの注入
腫瘍直上と乳輪の皮内（～皮下）に注射する．リンパ管に注入するよう意識するとよい．1mLシリンジを使用するため，注入時の抵抗が大きくなり薬液が針とシリンジの接続部から噴出しないようにしっかり針を抑えて注射する．

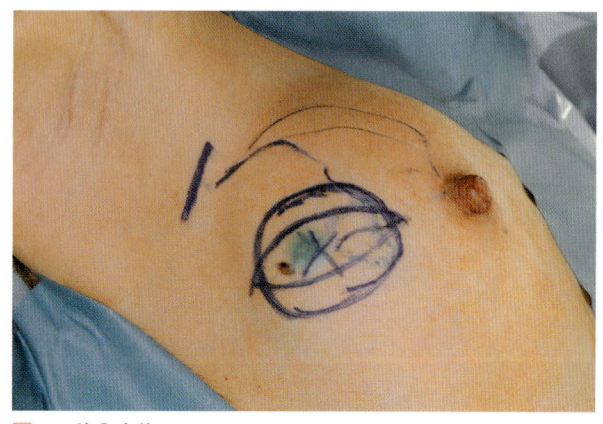

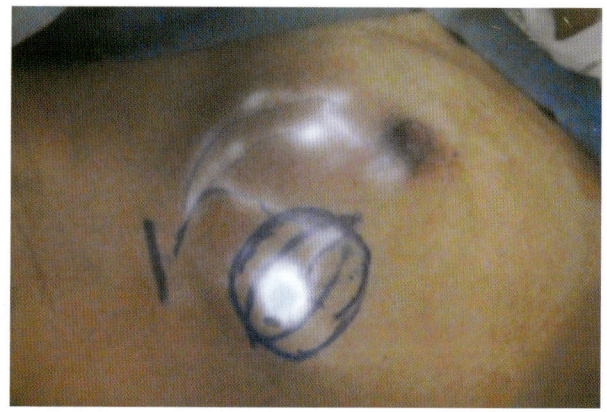

a ICG注入直後　　　　　　　　　　　　　　　　　　b 遠赤外線カメラでの投影図

図4　ICGによるリンパ流トレース
a ICGは皮内のリンパ管を通るため，肉眼ではリンパ流は目視されない．
b 近赤外線モニターにてリンパ流が目視される．腫瘍直上と乳輪からのルートが腋窩腔に入る直前で合流していることが確認できる．

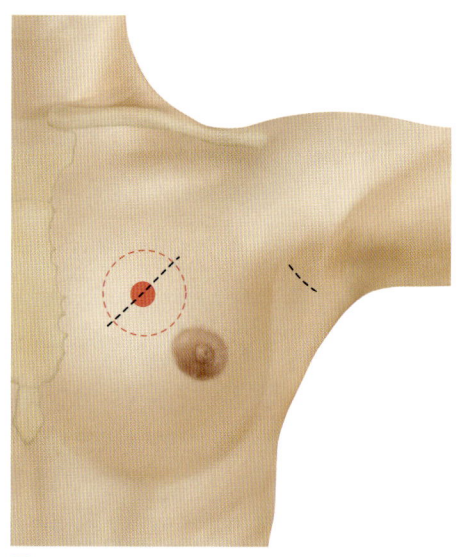

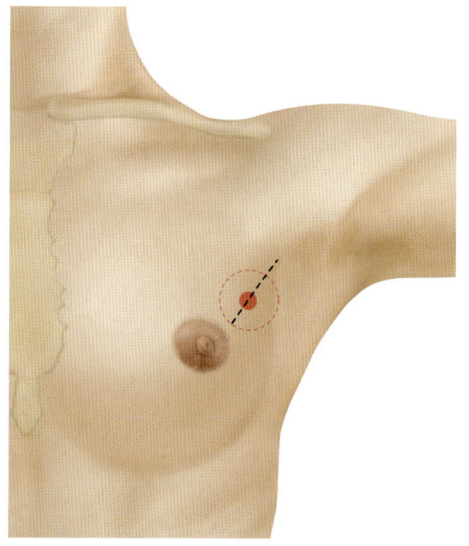

a 乳房から腋窩にかけての切開ライン　　　　　　　b 乳房と腋窩，別々の切開ライン

図5　乳房部分切除のセンチネルリンパ節生検皮膚切開
部分切除の皮膚切開ラインには必ずしも正解はない．乳房の形や皮膚割線の流れなどから個々の症例で調整していく．多くの場合，センチネルリンパ節生検は主病変の創とは別の創となるが，腫瘍がC領域（乳房外頭側）にある場合，センチネルリンパ節の操作を同一創で行ったほうが整容性は良好なことがある．

にもよるが，体表から2cm程度のリンパ流までは目視されうる．そのため，皮膚切開部はリンパ流が途切れた部位から数cm延長した場所に置くようにする．

- 乳房部分切除におけるセンチネルリンパ節生検においては，通常，別の皮膚切開にて生検操作を最初に行う．しかし，腋窩に近い腫瘍の場合，同一の創で生検することもある（図5）．
- センチネルリンパ節部位の直上皮膚を皮膚割線に沿い1～2cm程度切開する．筋鈎を用いて視野展開し，深胸筋筋膜を切開し，腋窩腔に到達する．助手の視野展開次第でまったく違う方向に剥離操作が誘導されてしまうため，腋窩腔に到達したら近赤外線モニターにて適宜センチネルリンパ節の反応を確認しながら操作することが大切である（図6）．
- 同定されたセンチネルリンパ節は丁寧に脂肪を削ぎ落し，細かな血管やリンパ管は結紮していく（図7）．ディスオリエンテーション（違う方向へ剥離が進み，なかなかセンチネルリンパ節を同定しえない場合）を防ぐコツは，皮膚平面から垂直に腋窩腔に到達するよう意識することであり，助手が

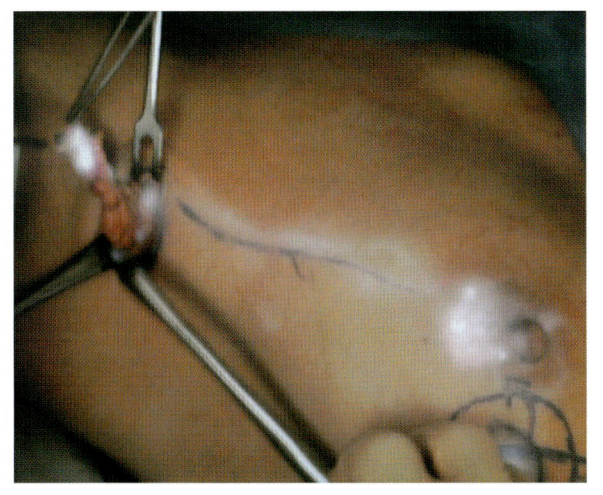

図6 ICGの染まりを遠赤外線モニターにて適宜確認
乳房部分切除でのセンチネルリンパ節生検．乳輪から皮下を流れ腋窩リンパ節に到達するICGが遠赤外線モニター上で確認される．

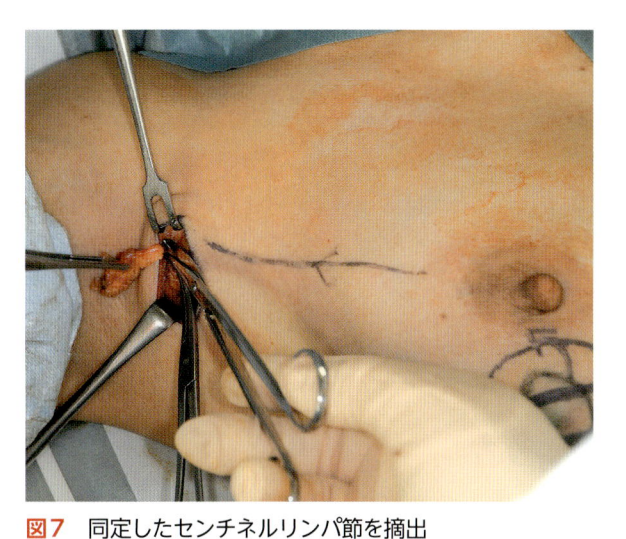

図7 同定したセンチネルリンパ節を摘出
乳房切除でのセンチネルリンパ節生検．腋窩腔を展開すると，ICGを取り込んだ腋窩リンパ節がモニター上で確認できる．なるべく不必要な脂肪は削ぎ落とし，ICGで確認されるリンパ管は結紮処理する．

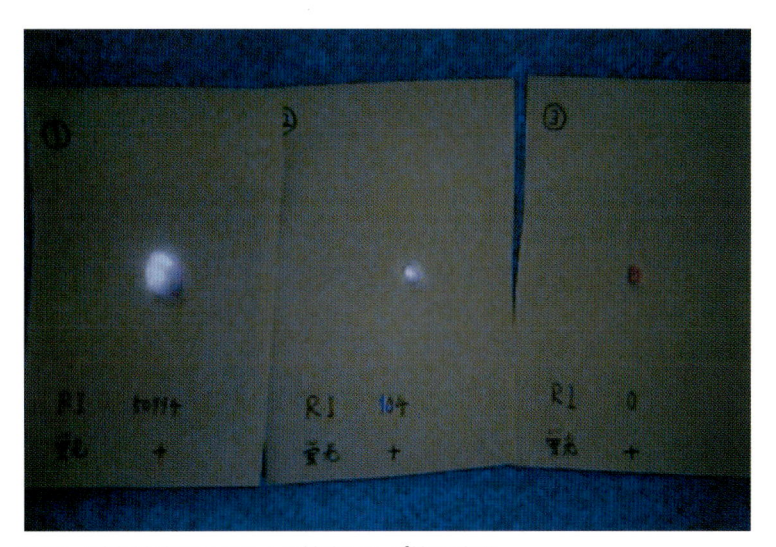

図8 近赤外線モニタによる摘出リンパ節の確認
切除したセンチネルリンパ節の余分な脂肪を除き，ICGモニターで蛍光発色を確認する．蛍光発色を認めず，IRカウンターでも反応しないリンパ節はセンチネルリンパ節とは扱わない．

鈎を引く力を均等にして術野がぶれないようにする．
- 途中，肋間上腕神経や外側胸動静脈の分枝に遭遇する場合がある．センチネルリンパ節生検においては多くは結紮不要である．上手に視野展開し，不要な侵襲は加えないよう操作していく．
- 摘出したリンパ節を再度モニターにて発光を確認する（図8）．
- センチネルリンパ節を同定・切除したら止血を十分確認する．腋窩腔に術操作によるくぼみが生じるはずであり，やや筋鈎を浅くかけ，内腔を確認する．ガーゼで拭い，腋窩の繊細な神経を障害する原因になる可能性があるため，出血点のみをピンポイントで結紮し止血する．
- 迅速診断を待つ間は湿らせたガーゼで内腔を覆い，腋窩腔の乾燥を防ぐ．
- 迅速診断でセンチネルリンパ節に腫瘍の転移が認められないことが確認されたら，もう一度止血を確認し，二層にて閉創する．

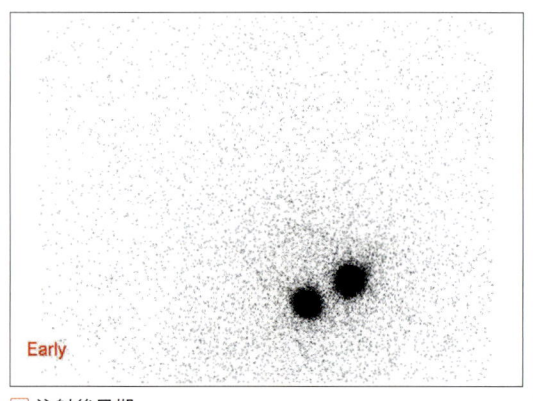

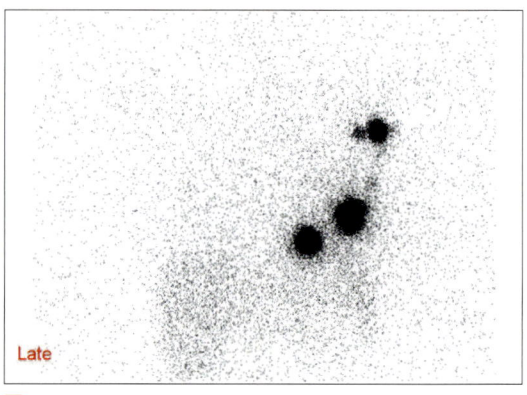

| a 注射後早期 | b 注射後3時間 |

図9　リンフォシンチグラフィ
a 腫瘍直上皮内と乳輪外腋窩側の皮内の2ヵ所にテクネシウム注射を施行した直後のリンパシンチグラフィ．まだ腋窩領域にRIの集積は認められない．
b テクネシウム注射3時間後のリンパシンチグラフィ．腋窩にストロングホットスポットとウィークホットスポットが1つずつ描出されている．術中はこの2つの描出リンパ節をターゲットとする．

RI法

- フチン酸テクネシウムキット（99m-technetium；^{99m}Tc，$t_{1/2}$　6hr）を用いる．希釈し1回に37Bq（1mL）使用する．
- 手術前日の14時に翌日の手術症例の注射を行う．腫瘍直上の皮内と乳輪外腋窩側の皮内の2ヵ所に半量ずつ注射する．注射部位にマッサージなどの刺激は加えない．腫瘍が腋窩側に近い場合には，腫瘍直上には注射せず乳輪横のみの注射としている．注射部位が腋窩に近すぎると術中に注射部位のRIカウンター反応が真のセンチネルリンパ節のRI反応に共鳴してしまい，センチネルリンパ節の同定が不確実になる可能性があるためである（shine through現象）．
- 注射3時間後にリンフォシンチグラフィを撮影し，センチネルリンパ節が腋窩に同定されているかを確認する（図9 a，b）．多くの場合，1～2個のセンチネルリンパ節が描出される．ときに胸骨傍領域や鎖骨下領域にRIの集積を認めるが，これらは術中には検索対象とはしない．
- 蛍光法と同様に，深胸筋膜を切開し腋窩腔に到達したら，適宜RIカウンターを用いてセンチネルリンパ節の位置を確認しながら丁寧にリンパ節を同定し，生検する（図10）．

色素法

- 色素法単独は蛍光法やRI法と比べて，センチネルリンパ節の同定が困難なことが多い．
- 現在，保険収載で認められている色素トレーサーはICGとインジゴカルミンである．しかし，いずれも視認性に劣るため，蛍光法かRI法を併用する方が好ましい．
- 手術体位をとった後，患部をイソジン消毒する前に乳輪外側上方皮下もしくは乳腺組織内に3～5mLを注入する．皮下に注入する場合，皮下ないし皮内のリンパ管に注入するように意識しながら行うとよい．
- 乳腺内リンパ流は皮下に比べ，組織圧が強くかかっている環境である．乳腺組織内に注入した場合には十分リンパ流に色素が拡散していくようにある程度の圧力をかけながら乳房を腋窩にもみだすようにマッサージを行なう．5分程マッサージすると色素は腋窩リンパ節に到達していく．
- リンパ管の流れが直視で確認されることは少ないが，注入後10～15分程度でセンチネルリンパ節生検を行ってみると，薄く青色に染色されたセンチネルリンパ節が確認できる．しかし，色素法単独でのセンチネルリンパ節同定は困難なことがある．十分に経験のある外科医が行うことが望ましく，RI

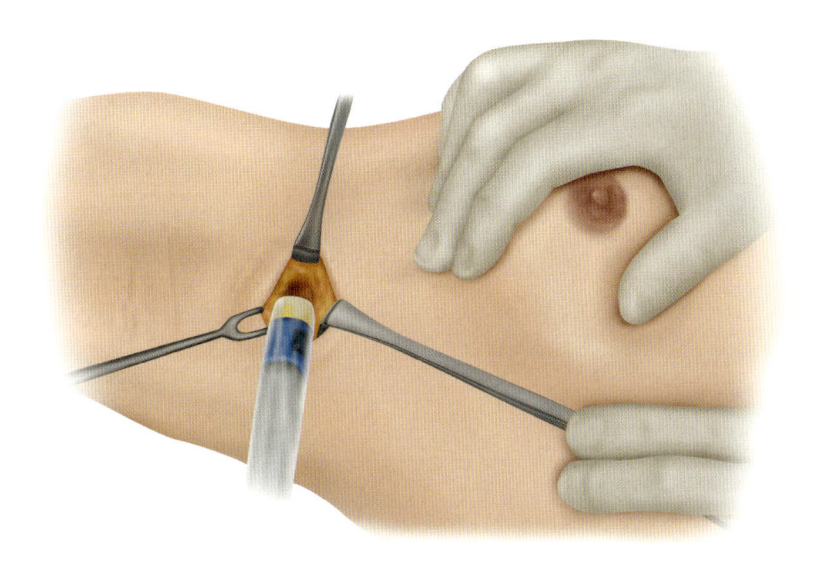

図10 RIカウンターによる反応を適宜確認
蛍光法は色素法と違い，RI法によるセンチネルリンパ節同定は音を頼りに検索する．皮膚の上からRI反応が最も強い部位で腋窩腔に入っていく．何度かカウンターで確認し，目標リンパ節を見失わないようにする．

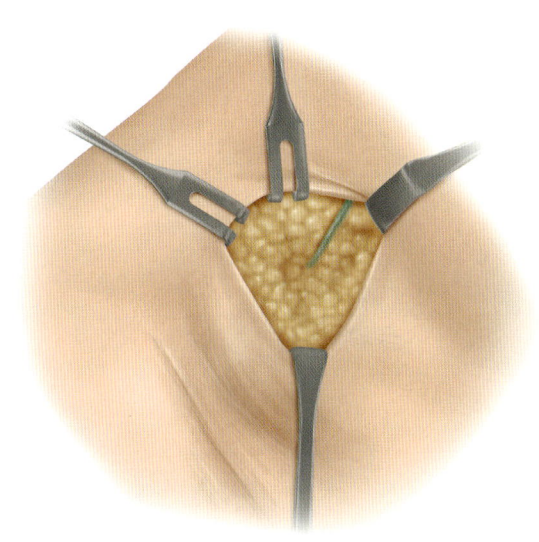

ⓐ 染色されたリンパ節が確認される　　　　　　　　　　ⓑ 染色されたリンパ節を丁寧に摘出
図11 色素に染まったリンパ管とセンチネルリンパ節
基本的には蛍光法に準ずる．肉眼で目視される青色に染まったリンパ節を丁寧に摘出する．リンパ管は同様に結紮処理していく．

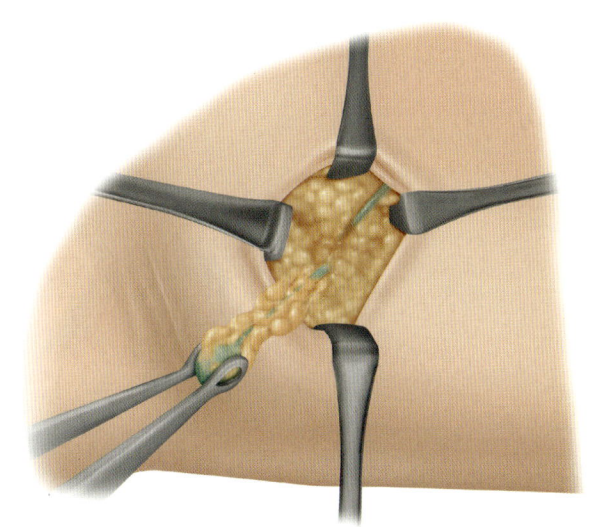

が使用できない施設においては，原則蛍光法を併用すべきである．
- 染色されたセンチネルリンパ節を丁寧に剥離し摘出する．
- 腫瘍から腋窩リンパ節へのリンパの流れは一直線に通る場合と，複数のルートからいくつかのリンパ節へと流入するリンパ経路がある．色素法単独に比較し，ICGを用いることでこの経路を視覚的に捉えることができ，センチネルリンパ節の同定がより正確になされる．しかし，ICG法は色素法やRI法に比較して，同定されるセンチネルリンパ節がやや多くなる傾向がある．ICGは低分子化合物であり拡散能が高く，最初に流入したセンチネルリンパ節を超えていわゆる2ndセンチネルリンパ節が同定されやすいと考えられている[4]．

▌乳房全切除症例

- 体位は患側上肢90度外転位（拳上でも可）とする．
- 加刀直前にICGを皮下（皮内）注射し，近赤外線モニターを用いてリンパ経路を確認しておく．RIカ

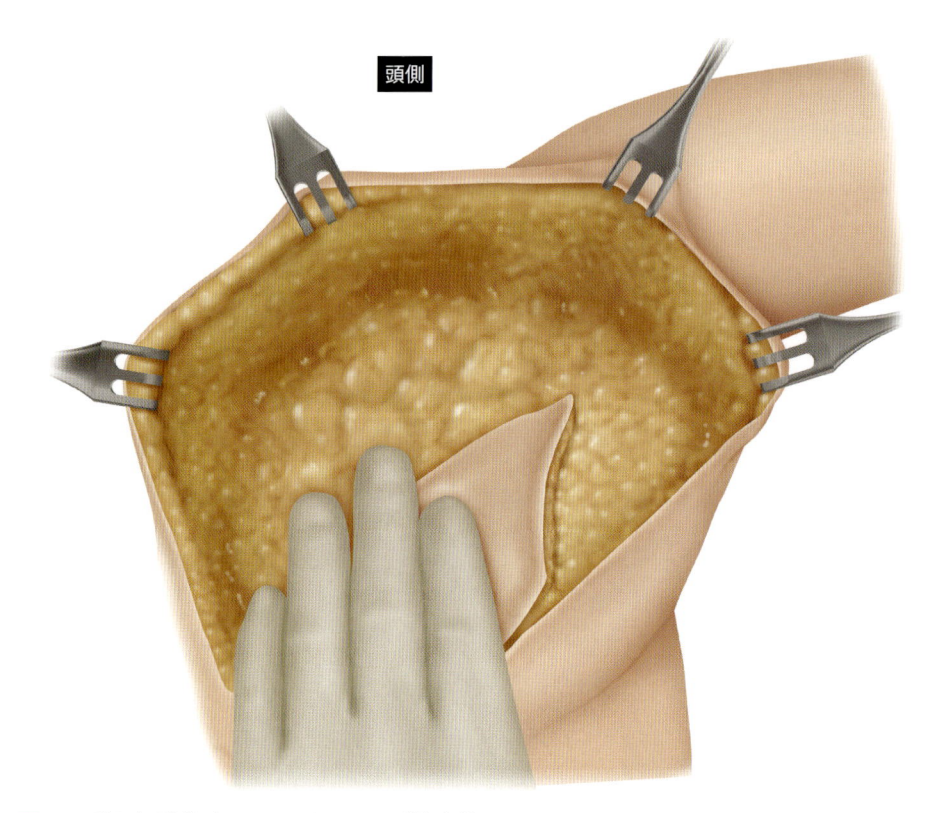

図12　乳房切除術時のセンチネルリンパ節生検
十分な視野を得られるよう頭から腋窩側へ皮弁形成し，腋窩操作野を確保する．

ウンターにてマーキングしておいた部位がICGにて描出されたリンパ経路の延長線上に位置することを確認しておく．

- 乳房頭側の皮膚切開ラインを加える．腋窩が十分露出するまで，型通りに腋窩側の皮弁を作成しておく（図12）．皮弁が厚すぎる場合，皮下のリンパ網を破壊されICGが周囲組織に漏れ出てしまうため，皮弁の厚さには十分留意する．
- 皮下を走るリンパ管が蛍光発色（もしくは色素）により腋窩に向かう様子が確認できることがある．乳房の出口の部分でリンパ管は腋窩にもぐるため，その延長線上にセンチネルリンパ節があることを意識する．
- 皮下組織内のリンパ管を損傷しないように（ICG漏出によりリンパの同定が困難になる場合がある）センチネルリンパ節推定部位の直上やや外頭側の皮下脂肪層を電気メスにて切離していく．深胸筋筋膜まで達したら筋鈎を用いて視野展開する（図13 a）．第1助手と第2助手が交互に筋鈎で十字方向に視野を深く展開していく．
- 深胸筋筋膜を切開すると，皮下脂肪とは明らかに性質の異なる柔らかな脂肪が露出し，腋窩腔に到達したことが確認される．腋窩の脂肪層を丁寧に剥離していき，RIカウンターに反応するリンパ節（もしくは蛍光発色しているリンパ節）を同定していく．
- 腋窩腔には微細な神経やリンパ網が発達している．不必要な剥離操作は術後神経痛やリンパ浮腫の原因となりうるため，ターゲットリンパ節の同定には十分留意する．ときとして肋間上腕神経やその枝が横行するのが確認されるが，損傷しないよう十分留意する．
- 目立つリンパ節が最初に目に入り，それをセンチネルリンパ節と決めつけてリンパ周囲の剥離を開始してはいけない．早合点は禁物である．乳房からの流入部や胸壁側（視野では手前）にセンチネルリンパ節が存在していることもある．

a 視野の展開

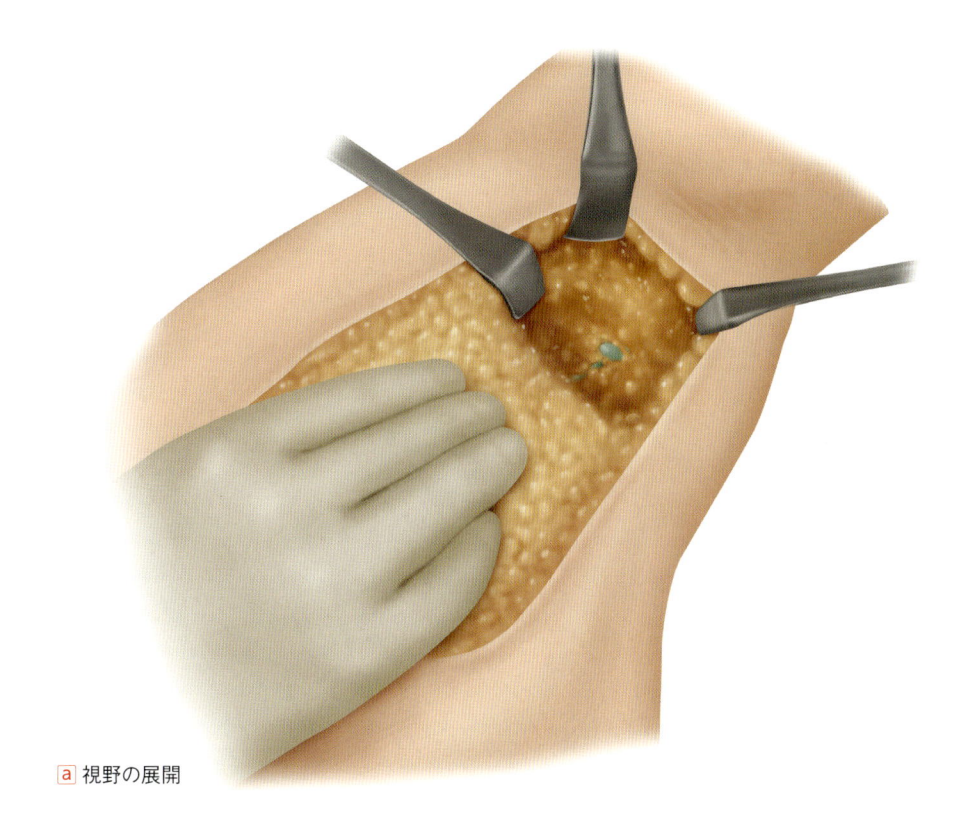

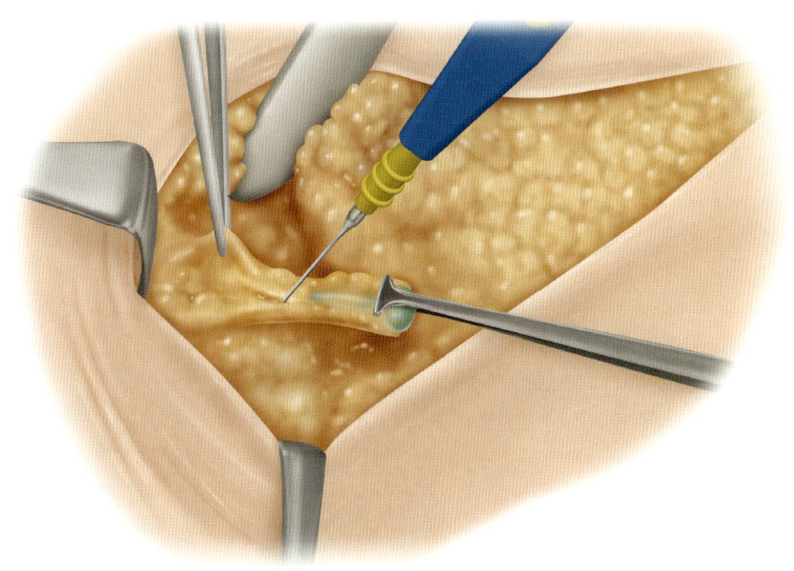

b 剥離操作

図13　深胸筋筋膜を切開し腋窩腔への到達
a 左手の牽引と筋鉤で腋窩の視野を展開する．
b リンパ節をアリス鉗子で把持しながら，周囲の結合組織から剥離する．

- センチネルリンパ節が同定されたら，アリス鉗子にてリンパ節のみを把持する．術者と助手がアリス鉗子とドベイキ攝子を用いてリンパ節と周囲結合織にテンションをかけ，リンパ節に沿って周囲結合織を"むくように"剥離していく（図13 b，図14）．その際，微細な血管やリンパ管は丁寧に結紮していく．慣れてくるとリンパ管も識別できるが，不慣れなうちは細かく結合織を結紮した方が，術後リンパ漏を回避できる．

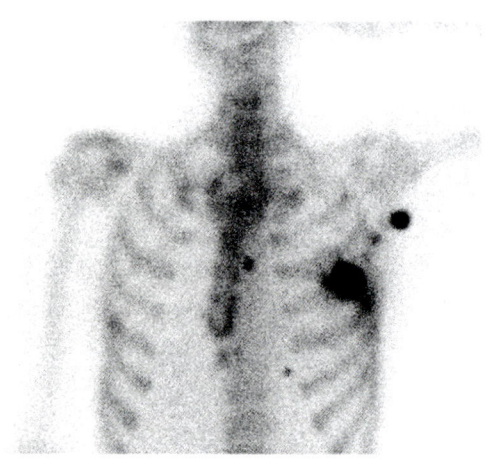

図14 胸骨傍にSLNがみえるリンパシンチグラフ
腫瘍上に注射したテクネシウムが腋窩を胸骨傍リンパ節に集積している．この場合，基本は腋窩リンパ節のみを評価対象として生検する．

- 通常，センチネルリンパ節は1～4個程度である．RIカウンターと近赤外線モニターにてきちんと標的リンパ節を生検できたかを確認する．最後に術者の手で腋窩腔を触診し，明らかな転移リンパ節を見逃していないかを確認するようにする．

3 胸骨傍リンパ節にセンチネルが同定された場合の対処

- 過去に行われた複数の大規模ランダム化比較試験において，拡大リンパ節郭清の生存に対する意義は認められないと結論された．現在でも胸骨傍リンパ節郭清自体は生存向上の面からは否定的である．一方で，乳癌におけるリンパ節転移個数は最大の予後予測因子であり，その転移状況により術後補助療法が決定・調節され，結果として生存率の向上に寄与する可能性がある．また，胸骨傍リンパ節の転移状況は，術後胸壁照射野範囲の決定や化学療法の強度などの判断基準のひとつになりうる．RIと色素を用いたセンチネルリンパ節同定に関する研究では，胸骨傍リンパ節描出率は17～20％であり，腫瘍位置により一定の偏りも見られる[5～7]．しかしながら，臨床において，胸骨傍リンパ節転移のみ転移陽性症例（腋窩リンパ節陰性症例）はまれであり，腋窩のリンパ節評価による判断基準で十分対応可能なことが多い．また，胸骨傍リンパ節生検の正確性を評価した十分なエビデンスはなくその安全性や正確性は不明確である．そのため，現時点では胸骨傍リンパ節領域と腋窩の両方にセンチネルリンパ節が同定された場合には，基本的には腋窩野のみを評価対象として生検する（図14）．また，胸骨傍リンパ節領域のみセンチネルリンパ節が同定された場合（すなわち，腋窩領域のセンチネルリンパ節が同定されない場合）は，上記の理由より腋窩郭清のみを施行する（センチネルリンパ節が同定出来ない場合は原則として腋窩郭清を行う）．
- しかしながら，術前画像にて胸骨傍リンパ節転移を疑われた症例においては，胸骨傍リンパ節のサンプリングによるリンパ節転移診断の意義は小さくない．近年の画像診断能の向上とともに，病勢診断のための観血的生検が行われることは現在まれであるが，超音波ガイド下穿刺による吸引細胞診は小さな転移リンパ節では手技的に困難であるばかりか肺や血管損傷のリスクを有するため，局所麻酔下小切開による直視下でのリンパ節生検の手技は知識として知っておくべきものである．

■ 胸骨傍リンパ節の生検法

胸骨傍リンパ節は，乳腺内側に向かうリンパが流入する乳癌の第一次領域リンパ節であり，内胸

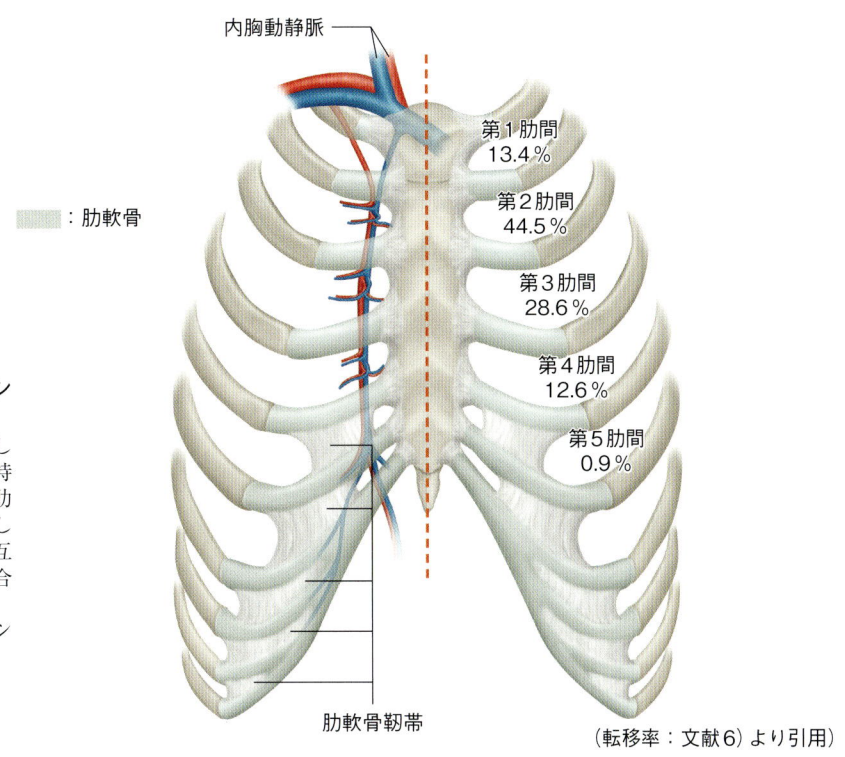

図15 胸郭の解剖と胸骨傍リンパ節の転移頻度

肋軟骨は肋骨と胸骨との間に介在しており，胸郭の体動の自由度を維持する役割がある．通常，第1－10肋骨までが肋軟骨を介し胸骨に付着している．第5肋骨以下の肋軟骨は互いに癒合し，また軟骨間靱帯で結合されていることが多い．
右側には各肋間における胸骨傍リンパ節の転移頻度を示した．

$$転移率 = \frac{各肋間の転移リンパ節数}{全転移リンパ節}$$

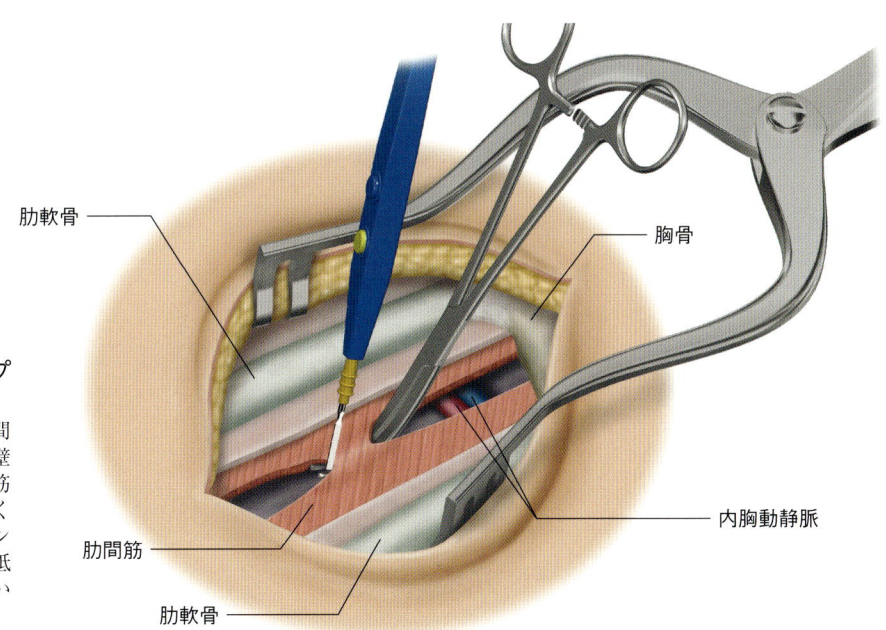

第1肋間 13.4%
第2肋間 44.5%
第3肋間 28.6%
第4肋間 12.6%
第5肋間 0.9%

（転移率：文献6）より引用）

図16 胸骨傍リンパ節へのアプローチ

肋間筋と壁側胸膜の間には疎な空間が存在する．開胸しないように（壁側胸膜を破らないように），肋間筋は鉗子ですくいながら切離していくとよい．その際，内胸動静脈やリンパ節を損傷しないように，鉗子を抵抗のある部位に力任せに通してはいけない．

動脈の周囲に存在する．解剖学的に胸骨傍の第1〜4肋間は間隔が広く肋間での操作が容易である一方，第5肋間以下では肋軟骨が近接・癒合したり軟骨間靱帯（interchondral ligament）が存在するため，肋間での操作が困難となる（図15）．しかし幸いなことに胸骨傍リンパ節の転移は第1または第2肋間のいずれかに存在することが圧倒的に多く[8,9]，尾側はせいぜい第4肋間までのため，生検の手技は比較的容易である．仰臥位にてナビゲーターを用いてセンチネルの位置を同定後，胸骨外側の皮膚に3cm程度の横切開を置いて手術を開始する．骨の直上部分に皮膚切開を置くと創がケロイドになりやすいため，肋間部分で皮膚を横切開し，創の内側部もあまり胸骨にかからないように心掛ける．皮下組織まで切開したら大胸筋を筋線維方向に開排して，目的肋間の外肋間筋および上下の肋軟骨を露出する．軟骨はできる限り切除しない．肋間を外肋間筋→内肋間筋の順に切開していくと

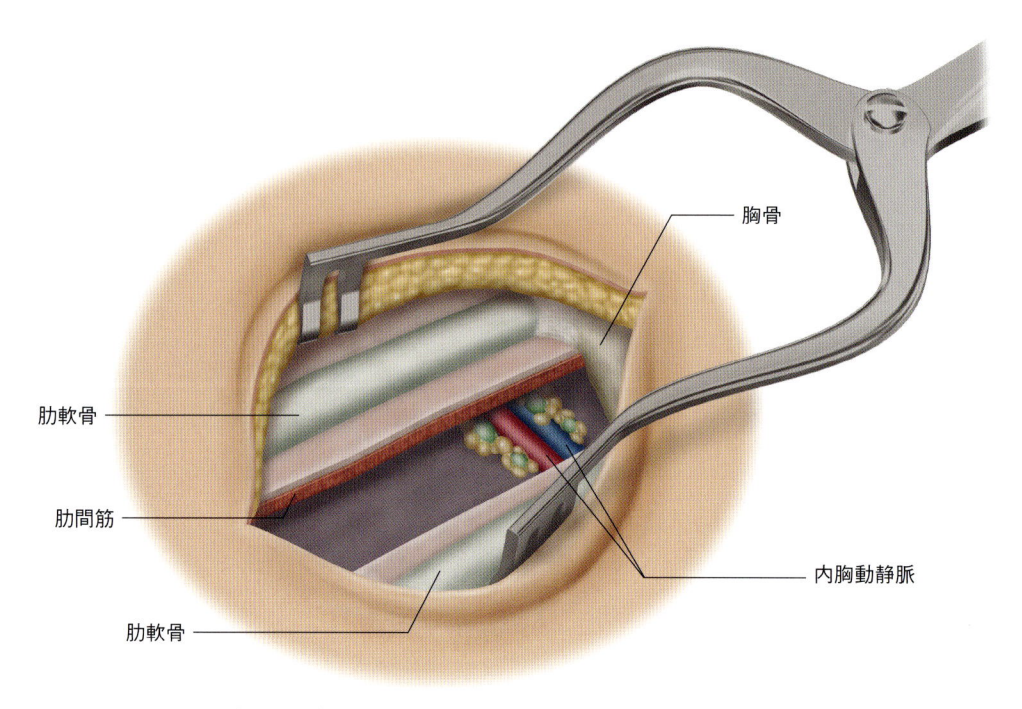

図17 胸骨傍リンパ節サンプリング
胸骨傍リンパ節は内胸筋膜の前面にあり，各肋間に1〜2個あるにすぎず，大きさも直径2〜3mmにすぎない．また転移の証明されるリンパ節でも直径1.0cmくらいの大きさにはなるが，腋窩リンパ節ほど大きくはならない．したがって胸骨傍リンパ節サンプリングの場合は，ある程度脂肪組織を含めてen blocに切除してくる．

壁側胸膜が見えてくるのでこれを極力破らないように（すなわち開胸しないように）注意する．この際，内肋間筋切離の際にケリー鉗子などを壁側胸膜との間に挿入し肋間筋をすくいあげながら，内肋間筋のみを電気メスにて切離するとよい（図16）．このように胸膜を露出していくと胸膜上を走行する内胸動静脈およびその周囲に存在する胸骨傍リンパ節が確認できるので（図17），血管を損傷しないように注意しながらこれを剥離，摘出する．閉創は開排した大胸筋を縫合したのち皮下組織，皮膚の順に縫合して手技を終了する．

（神保健二郎／木下貴之）

文献
1) Clin Anat. 2009 Jul；22（5）：531-6. doi：10. 1002/ca. 20812. Historical review of breast lymphatic studies. Suami H[1], Pan WR, Taylor GI.
2) DISEASES OF THE BREAST, Haagensen CD（ed），WB Saunders, Philadelphia, p33, 1971
3) J Clin Oncol. 2014 May 1；32（13）：1365-83. doi：10. 1200/JCO. 2013. 54. 1177. Epub 2014 Mar 24. Sentinel lymph node biopsy for patients with early-stage breast cancer：American Society of Clinical Oncology clinical practice guideline update.
4) Hojo T, et al.. Evaluation of sentinel node biopsy by combined fluorescent and dye method and lymph flow for breast cancer. Breast. 2010 Jun；19（3）：210-3. doi：10. 1016/j.breast. 2010. 01. 014. Epub 2010 Feb 13.
5) Byrd DR, et al：Internal mammary lymph node drainage patterns in patients with breast cancer documented by breast lymphoscintigraphy. Ann Surg Oncol, 8（3）：234-240, 2001.
6) Kong AL, et al：Impact of internal mammary lymph node drainage identified by preoperative lymphoscintigraphy on outcomes in patients with stage I to III breast cancer. Cancer, 118（24）：6287-6296, 2012.
7) Heuts EM, et al：Internal mammary lymph drainage and sentinel node biopsy in breast cancer-A study on 1008 patients. Eur J Surg Oncol, 35（3）：252-257, 2009.
8) 野口昌邦 ほか．乳癌の胸骨傍リンパ節転移の診断，日臨外科医会誌 52：1176-1180, 1991.
9) 末舛恵一ほか：癌の転移，国立がんセンター悪性腫瘍の診断図譜シリーズ（別巻2），石川七郎 監修，p.158 中山書店, 1972.

第4章

乳房部分切除術

- 近年，乳癌検診の普及と受診率の増加に伴い，早期および非触知癌の発見の機会が増加している．
- 本章では，触知および非触知乳癌に対して乳房部分切除術を予定する際の切除範囲の決定から切除までについて述べる．

1 皮切のパターン

腫瘍直上を通る皮切（図1）

- 腫瘍直上の皮膚を切除する目的は，皮膚と腫瘍からの距離が近く，特に超音波検査で前方境界線の断裂がはっきりと確認される症例では皮膚直下の脂肪組織に腫瘍細胞の遺残が起きるのを防ぐことである．皮切線は皮膚割線を考慮して乳輪を中心とした円弧状，あるいは横切開とすることが多いが，外上領域の腫瘍に対しては，センチネルリンパ節生検（もしくは腋窩郭清）の皮切線と一体化した放射状皮切線を置くことがある．放射状皮切線が望ましいと考えられる症例の選択基準については後述する．大きく皮切を置いた方が乳房の形態を整えやすいこともある．

傍乳輪切開（図2）

- 腫瘍が比較的乳頭近傍にあり，かつ皮膚からの距離が十分確保できる場合には，整容性を考慮して傍乳輪切開を用いる（図2 a）．この場合，腫瘍の大きさにより，乳輪縁を1/4～1/2周切開する．腫瘍が皮膚に近かったり，乳頭側以外への乳管内進展が明らかになったときは，放射状切開を追加して対応している（図2 b）．

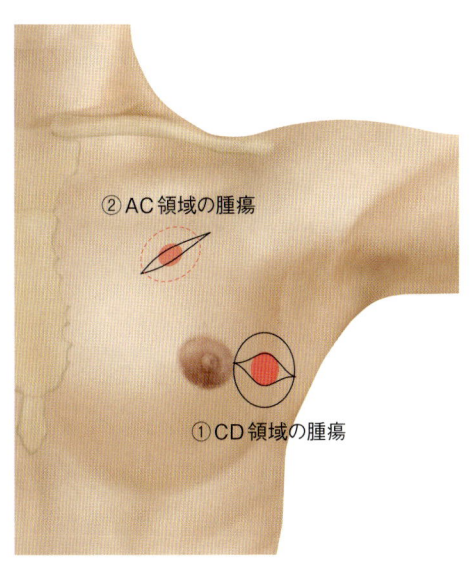

図1 腫瘍直上を通る横切開
②AC領域の腫瘍
①CD領域の腫瘍

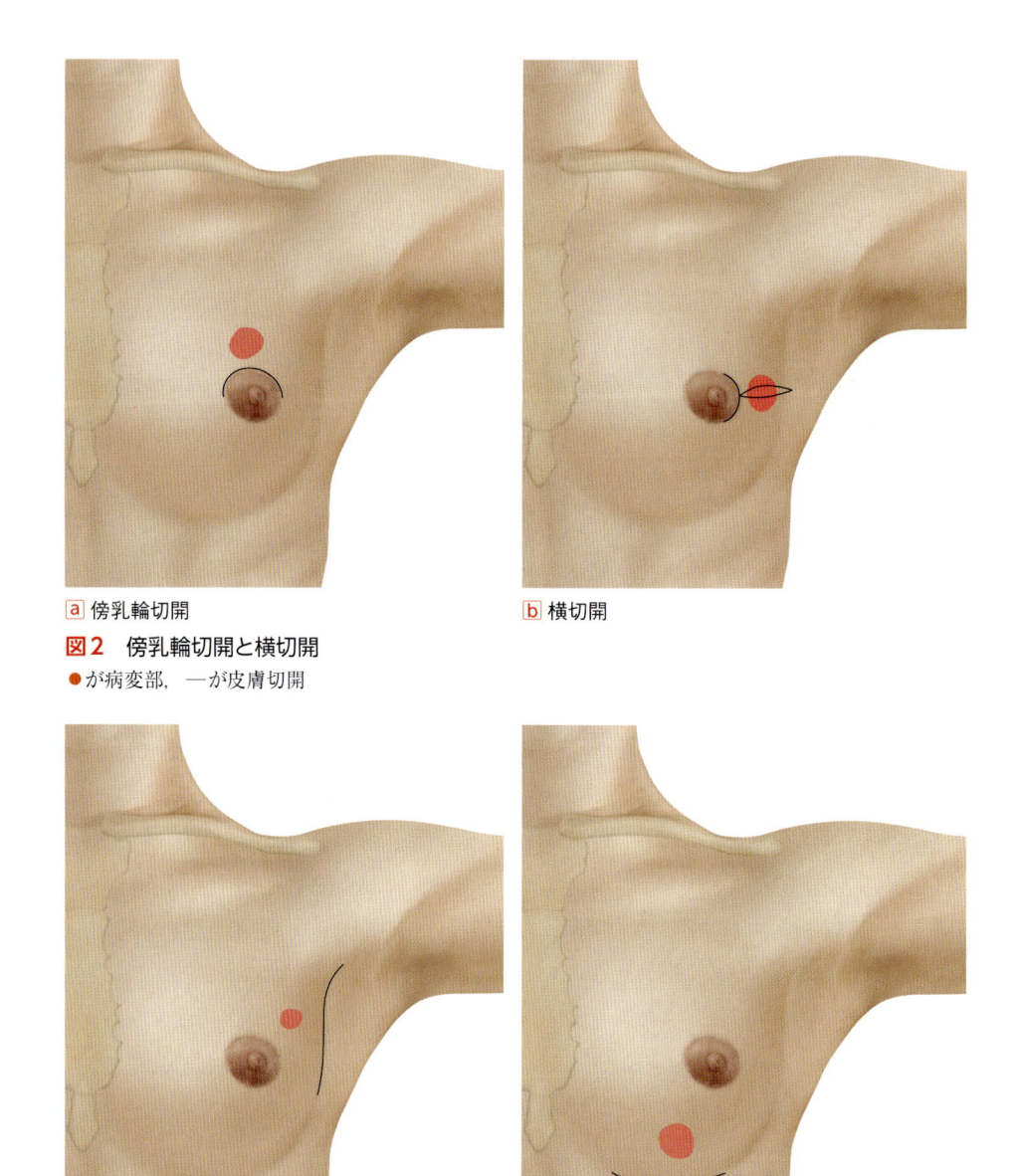

ⓐ 傍乳輪切開　　　　　　　　　　　　ⓑ 横切開
図2　傍乳輪切開と横切開
●が病変部，―が皮膚切開

図3　外側切開　　　　　　　　　　**図4　乳房下溝線を用いた切開**
●が病変部，―が皮膚切開　　　　　　●が病変部，―が皮膚切開

外側切開（図3）

- 腫瘍が乳頭から離れた外側に存在し，かつ皮膚からの距離が十分に確保できる場合，あるいは非浸潤癌主体病変のときは，整容性を考慮して外側切開を用いる．外上領域の腫瘍の場合には，センチネルリンパ節生検の創と連続させることになる．

乳房下溝線切開（図4）

- 外下，内下領域で，皮膚までの距離が十分にとれる腫瘍では，乳房下溝線を用いた切開を行う．

2 切除範囲の決定

■触知可能病変

- 触知可能な腫瘤性病変に対しては，事前に超音波で腫瘤の辺縁をマーキングしておき，辺縁から1〜2cmのマージンをつけて切除範囲としている．触知可能病変であっても，全例を超音波にて病変部をマーキングしている．

■非触知病変

- 非触知病変に対しては，「石灰化として認識できる場合」「超音波で認識できる場合」「術前化学療法後」に分けて切除範囲を決定するためのマーキング法について解説する．

石灰化病変

- 石灰化病変に対しては，マンモグラフィマーキングを基本とし，必要によりフックワイヤー留置を行っている．手順を以下に示す．

①マーキングおよびフックワイヤー留置は通常手術の前日もしくは当日朝に行う．特にフックワイヤーは患者の苦痛を考慮して当日朝に行うのが望ましい．

②マンモグラフィマーキングでは，まず患側の乳房に対して内外方向（ML view）と頭尾方向（CC view）で撮影を行い，病変部が乳頭からみて外側（もしくは内側）に何cm，頭側（もしくは尾側）に何cmの位置にあるかを記録する．当院ではX線に描出される金属小片を，記録した位置の皮膚に貼付している．

③貼付したうえで再度，ML viewならびにCC viewの撮影を行う．この撮影により，金属小片がきちんと石灰化部分の直上皮膚に貼付されているかどうかを確認する．ズレが生じていた場合には，再度微調整したうえで，撮影を行い，同様の手順をとる〔(図5)写真はステレオマンモトーム後のため，石灰化部位にクリップが挿入されている〕．

④位置が決まった時点で，金属小片を中心とした石灰化病変の広がりにあわせて患者皮膚にペンなど

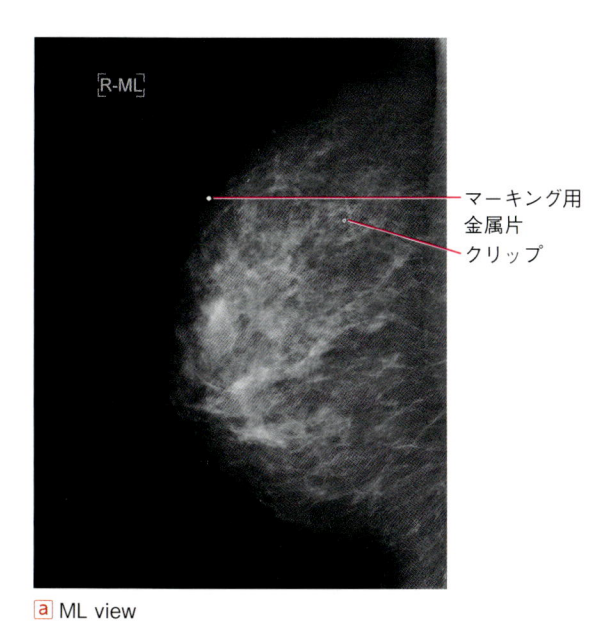

a ML view
b CC view

図5 マンモグラフィマーキング

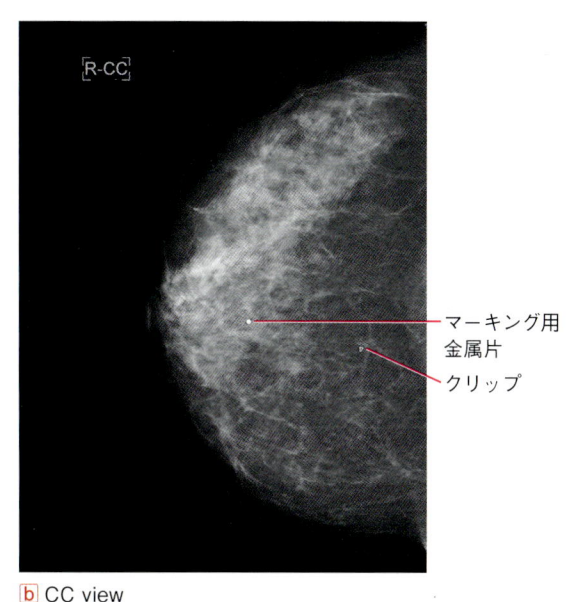

|a| ML view |b| CC view

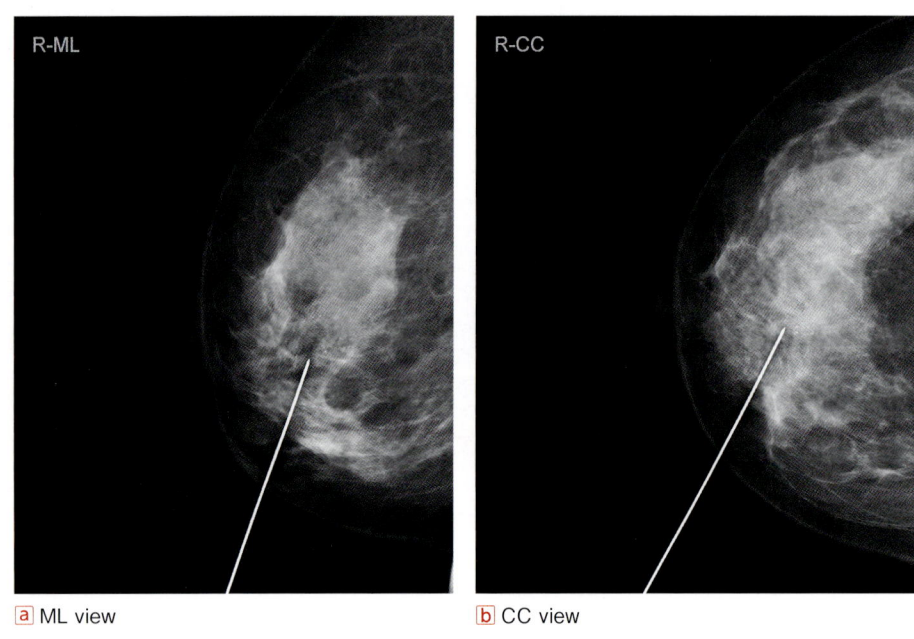

図6 フックワイヤー挿入例

でしるしを付ける．なお，被曝と患者の苦痛を最小限とするために，ズレがわずかであれば再度の撮影は行わない．

⑤乳房が小さい場合，もしくは病変部が皮膚に近く浅いところにある場合は，このマーキングを基に手術に臨むことにしている．しかし，乳房が大きい場合には，手術中の体位移動により病変部とマーキングの位置がずれることをしばしば経験する．このずれの影響を最小限にするためにフックワイヤーを挿入する（図6）．

⑥患者を椅子に座らせ，正面を向いて背筋を伸ばした状態で，局所麻酔を行ったうえでマーキング部位からまっすぐにフックワイヤーを挿入する．挿入する深さは，あらかじめマンモグラフィで計測しておく．

⑦挿入が完了したら，フックワイヤーの外筒は抜かずにマンモグラフィ撮影を行う．これは，外筒を抜いてしまうと修正ができなくなるからである．位置が大幅にずれていた場合は，修正を図る．位置が問題ないことが確認できたら外筒を抜去しフックワイヤーを留置する．

⑧手術開始前に術者から見えるのはフックワイヤーの皮膚刺入部であるため，ここを中心とした石灰化病変の広がりを確認し，患者の皮膚にペンなどで印をつける．

超音波検査でのみ認識可能な病変
- 触知不能であるが，超音波検査にて小腫瘤もしくは腫瘤非形成性病変として認識可能な場合，超音波によるマーキングを行う．
- マーキングを行う際には，肩枕などを使用して手術を行う際の体位になるべく近づけるようにする．
- 病変の広がりをマーキングするにはプローベの端ないし中央を目印にして皮膚上にペンでマークしてもよいが，当院では針金を患者皮膚とプローベの間に挿入してマーキングを行っている．
- 一方，超音波で腫瘤非形成性病変として描出され，マンモグラフィでは石灰化として描出される病変があり，2つのモダリティでの病変の一致を見たい時には，X線で描出されるネラトンチューブを短く切ったものを用いて，超音波での病変の範囲を囲み，これを脱落しないように貼付しながらマンモグラフィ撮影を施行している（図7）．

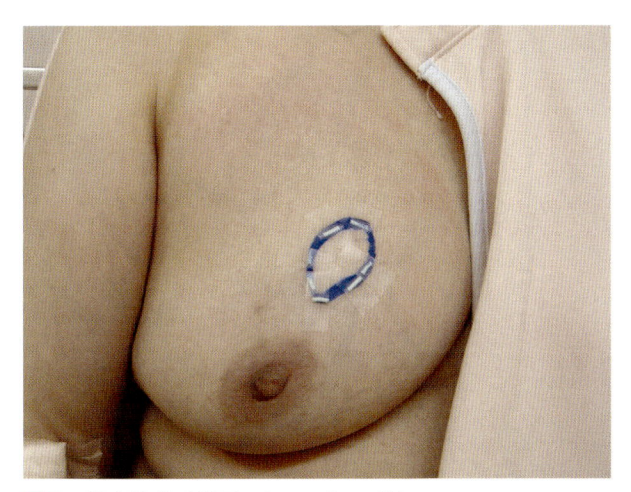

図7　超音波ガイド下でのマーキング法

術前薬物療法後

- 術前薬物療法を施行し，縮小がみられた症例に対しては乳房部分切除術が施行可能である．当院では造影剤アレルギーや喘息発作の既往がない限り，術前化学療法施行例ではMMG，乳房超音波検査に加え，造影MRIもしくは造影CTを，少なくとも化学療法開始前と終了後の2回施行し，RECISTに準じて腫瘍の縮小効果を判定している．
- 腫瘍の縮小が認められた場合，切除範囲は縮小された後の病変の範囲に合わせて決定している．腫瘍の中には樹枝状に縮小がみられる場合もあり[1]，このような症例は化学療法前の拡がりを基本に切除範囲を決定している．
- 一方臨床的CRを達成できた症例において，切除範囲の決定に苦慮することがある．近年ではHER2陽性症例に対して術前化学療法に加えてトラスツズマブを併用することが一般的となり，これによって臨床的CRはもとより病理学的完全消失（pCR）を達成する症例が多くなった[2]．
- HER2タイプなど臨床的CRになる可能性が高いと見込まれる症例では，化学療法前にOHPシートを用いて腫瘍の範囲を書き留めておき，化学療法の中間評価と術前の最終評価の時点での腫瘍の範囲をシートに重ね書きするようにしている．この情報は，実際に臨床的CRが達成された際に，病理学的な病変残存を疑うような構築の乱れや腫瘍非形成性病変を超音波検査で見つけやすくするために有用である．実際に切除を行う場合には，この超音波所見に加えて，造影MRI所見（造影剤禁忌の症例は除く）を手掛かりに病変範囲を確定し，それに必要なマージン（後述するように当院では1〜2cm）をつけて切除範囲としている．

3　部分切除術の実際－皮膚切開線の決定と皮弁作成から切除まで－

- 前項のごとく触知，非触知にかかわらず術前にマーキングを行い，病変の範囲を特定したのち，さらに1〜2cmのマージンをおいて部分切除を行っている．
- 皮膚切開線は病変部直上を通るようにデザインし，弧状切開もしくは横切開としている（本章第1項記載の通り）．ただし，乳頭方向への乳管内進展が顕著な症例では放射状切開を行ったり，乳輪切開を追加したりすることもある．
- また，弧状切開や横切開ではしばしば乳頭が上方（もしくは下方）に変位することがある．乳頭直下の乳腺を切断して変位を抑える方法もあるが，これを行わずとも放射状切開を用いると比較的変位が抑えられる．病変部直上の皮膚は極力切除することを原則としているが，切除皮膚が大きくなると，

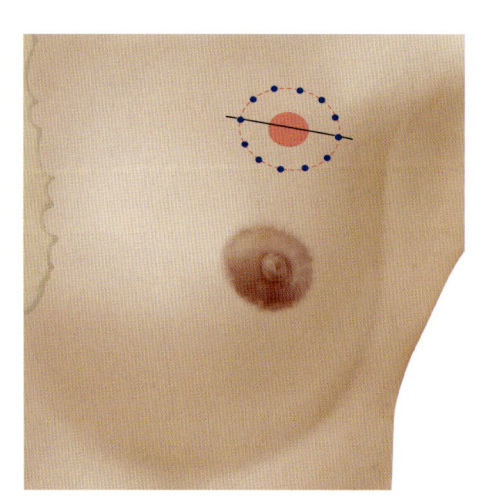

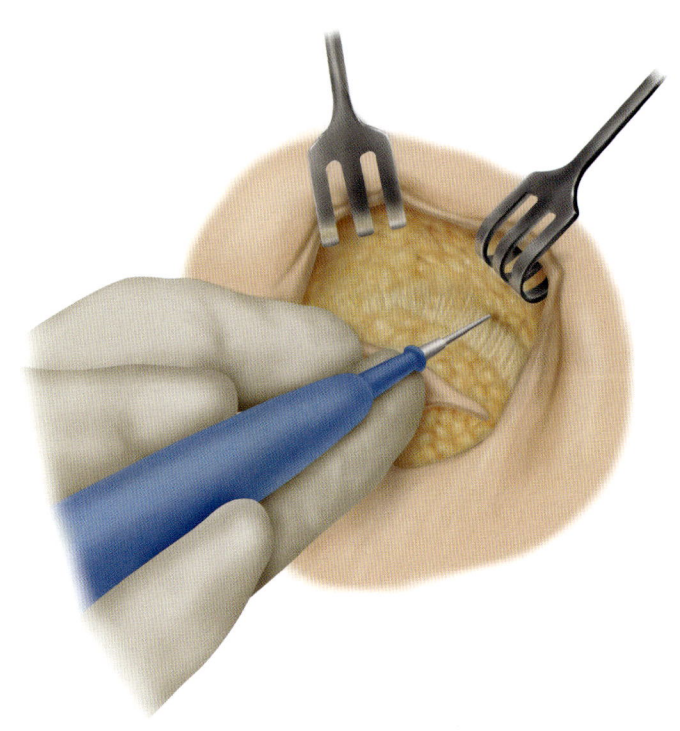

図8　マーキング用色素の注入部位　　　　　図9　皮弁作成

　　その分乳房の変形が大きくなるため，病変部が大きいときは，画像所見で腫瘍が真皮に密接している部分以外の皮膚は切除しない．
- 乳房は体位により可動性を有するため，画像診断をもとにした切除予定線と実際の切除線がずれることがある．このずれを最小限とするため，イメージガイドによる病変範囲の特定を行う際に手術中の体位に近い形をとるようにしているが，さらに，加刀直前に色素によるマーキングを加えている．
- 色素はインジゴカルミン1mLに滅菌された医療用ゼリー（尿道カテーテル挿入などに使用するものと同じもの）1～2mLを加えたものを用意し，切除線に沿って，約30度ずつ合計12ヵ所にわけて少量ずつ注入する（図8）．
- メスにて表皮，真皮まで切開し，電気メスを斜めに持って真皮と皮下脂肪の間を少し切開して三艘鋭鉤をかける．助手に三艘鋭鉤を上方にけん引させ，術者は手指にて切除すべき乳腺組織を下方にけん引して皮弁を作成する（図9）．
- 皮弁は切除予定線よりも広い範囲で作成する．これはのちに乳腺を修復する際に役立つ．（切除予定線が乳輪下の乳腺組織にかかるような場合の皮弁の作成では，授乳予定がない場合，乳頭直下の乳腺組織を切離し，乳頭を超える範囲まで行ってもよい．前述したようにこのほうが，乳腺を修復した際の乳頭の変位が少なく済むことがある）．
- 次に，乳腺を切除する．この際に重要なことは，乳腺をまっすぐ垂直に切ることである．とくに大胸筋側に向かうにしたがってすぼまるような（摘出標本の断面が逆台形になるような）切り方になってしまうと，断端陽性になる危険が高まる．そのようにならないようにするためには，術者と助手が組織にかける張力が同じになるように気を付けることが重要である．
- 良好な視野が得られている場合には，助手には無理に乳腺組織をけん引させず，筋鉤で軽く引いて切開ラインが見えるようにさせ，術者は乳腺組織を上から押さえつけるようにするとよい．乳腺の切除は大胸筋表面が見えるまで行う．
- 乳腺の切除につづいて大胸筋表面の処理を行うのであるが，当院では非浸潤性乳癌（DCIS）など腫瘍

第4章　乳房部分切除術

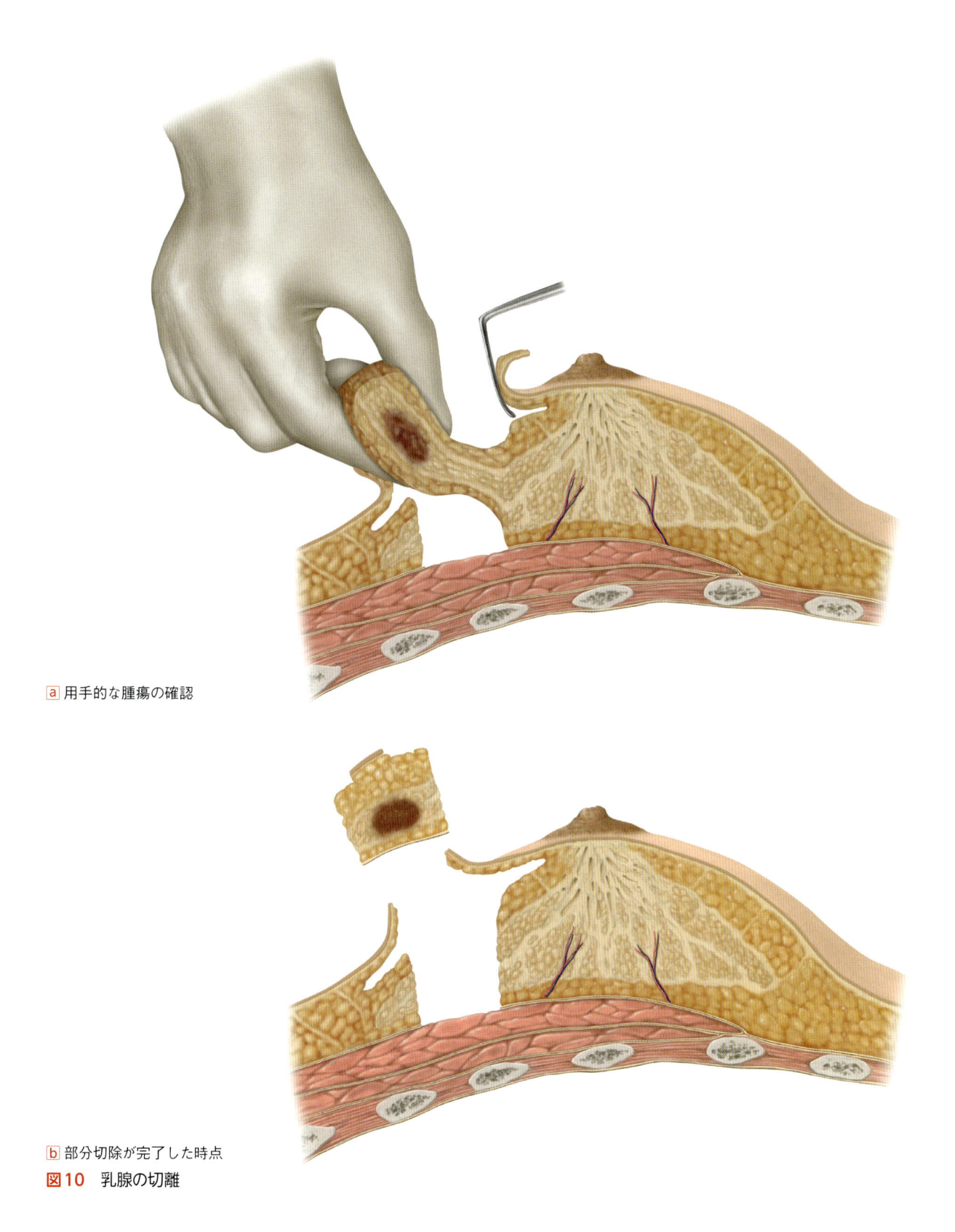

ⓐ 用手的な腫瘍の確認

ⓑ 部分切除が完了した時点
図10　乳腺の切離

　　非形成性病変（石灰化病変）の場合と，腫瘍性病変の場合で切除の順番を変えている．
- 腫瘤非形成性病変の場合，マーキング通りに全周性の乳腺の切除が完了してから大胸筋表面の処理に取り掛かるが，腫瘤性病変の場合は，術前は非触知であっても，大胸筋側からは病変が触知可能であることが多い．そこで，腫瘤性病変の場合，乳頭側など乳管内進展が予測される側以外の乳腺切除が終了した時点で大胸筋表面の処理に取り掛かり，大胸筋側から病変が触知できるかを確かめている（図10）．これにより，体位によるマーキングのずれがないかを確認することができる．また，

33

Editer's advice

POINT ▶ 乳房部分切除の際のコツ（図11）

- 病変の遠位，乳腺組織の厚さが薄い部分から切離を開始し，ここを12°とする．
- 術者から見て9°と3°方向まで切離を拡げる．
- 大胸筋筋膜を切除し，指で腫瘤の位置を確認しながら，切除範囲を最終的に修正して部分切除を行う．最終的には外科医の触覚まで用いて手術を行う．

ⓐ

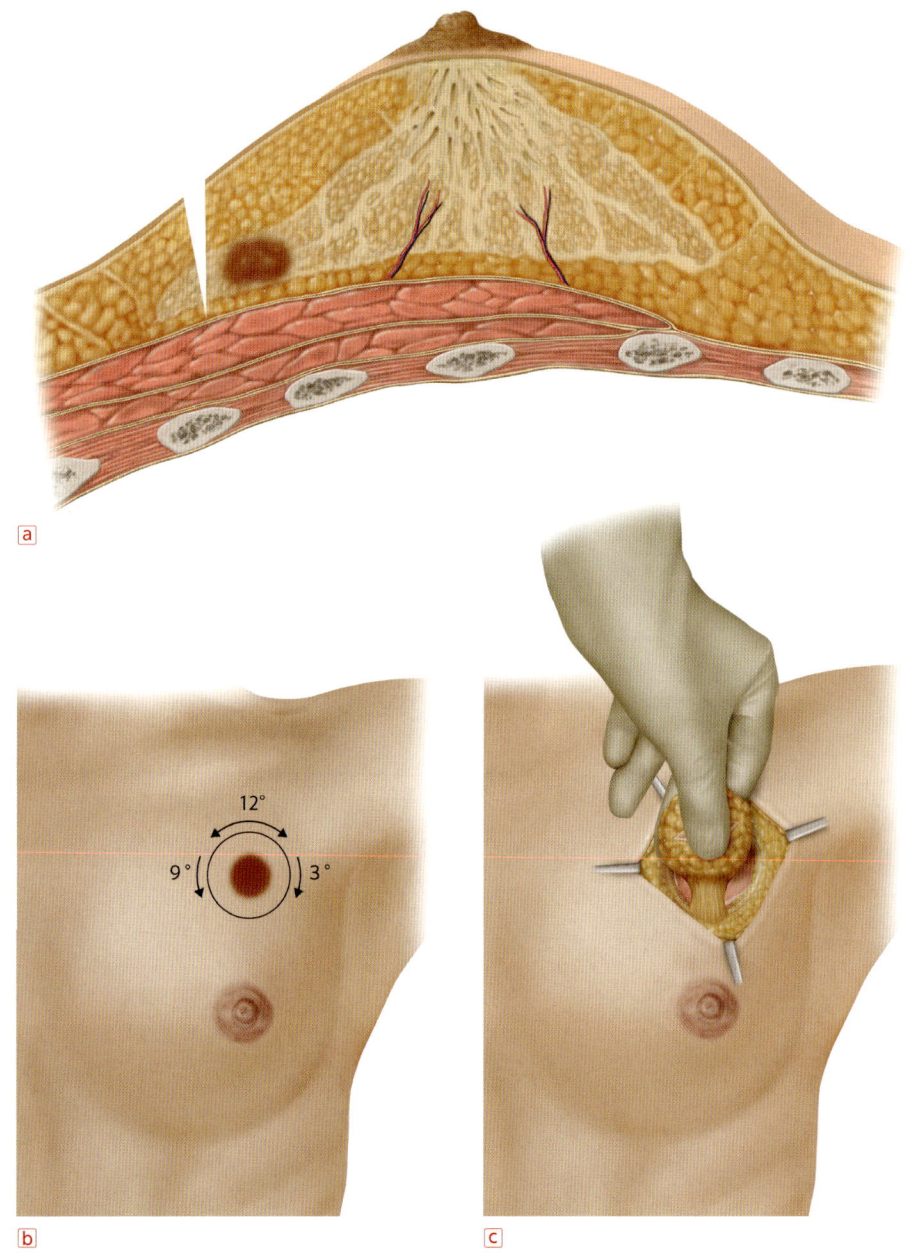

ⓑ　　　　　　　　　　　ⓒ

図11　乳房部分切除の基本型
ⓐ乳腺組織の浅い部分に十分な距離を取って真っすぐ大胸筋前面まで切り込む．
ⓑ腫瘍の位置を確認しながら乳腺組織を両方向90°ずつ切離する．同時に筋膜も切除する．
ⓒ腫瘍を中心に把持しながら最後に乳頭側を処理する．

（木下貴之）

全周の乳腺切除を行う前に大胸筋側の処理を行うと，検体を創外に引き出すことができ，手術操作がしやすくなるという利点もある．この方法は皮切が小さいときにとくに有効である．
- 大胸筋表面の処理においては，腫瘍と大胸筋の距離によらず，原則大胸筋筋膜は合併切除する．

4 切除断端の評価と術式変更の判断

- 乳房部分切除が完了したら，切除断端の評価を行う．当院では原則，切除断端のうち乳頭側を含む3～4ヵ所を術中迅速病理診断に供している．切除断端の方向がわかるように，乳頭側に通常結紮をおき，そこから時計回りに図12のごとく絹糸で印を付けている．写真のごとく，部位ごとに絹糸の長さや結紮法を変え，病理医に検体の向きがわかるようにしておく．断端陽性の場合，その場で追加切除を行い，再度迅速病理診断に供している．
- 追加切除する際の検体量は，断端に露出していた癌の量に関する情報を病理医から入手し，それに応じて決定している．

5 乳腺の修復法と閉創

- 断端の評価を行い，追加切除不要と判断された場合，まずは十分に止血を行い，放射線治療のためのマーキングクリップ（チタン製）を4ヵ所に挿入する（図13）．
- 続いて乳腺の修復を行う．乳腺の修復においては，さまざまな試みが報告されているが，まずは，部分切除を行う前の段階で十分に皮弁を作成して乳腺組織を授動させておき，それを利用して乳腺の切除断端を縫縮することを考える．
- 外上領域では皮弁の作成を広範囲に行っておけば，整容性を保った乳腺の修復は比較的容易である．外下領域では特に背側方向からの組織を用いて乳腺の修復を行うことが多い．内側領域では，縫合できる乳腺に限りがあるため，無理に縫縮すると，かえって整容性が悪化することがある．この場合，乳腺の修復を乳頭側の最小限にとどめている．
- 以上が終了したら閉創に入る．皮弁が薄く作成されているため，1層の縫合でも構わないが，当院では2層に閉鎖している．すなわち真皮と皮下組織を広めにとった減張縫合と，真皮の埋没縫合である．減張縫合は3-0吸収糸を，真皮埋没縫合には4-0吸収糸を用いる．創閉鎖後は，ステリストリップを貼付し，その上からカラヤヘッシブ®またはIV3000®で被覆している．

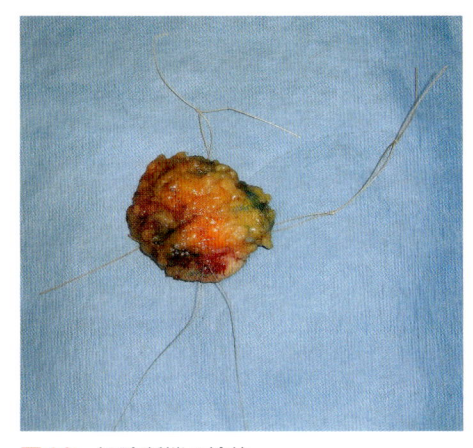

図12 切除断端の検体

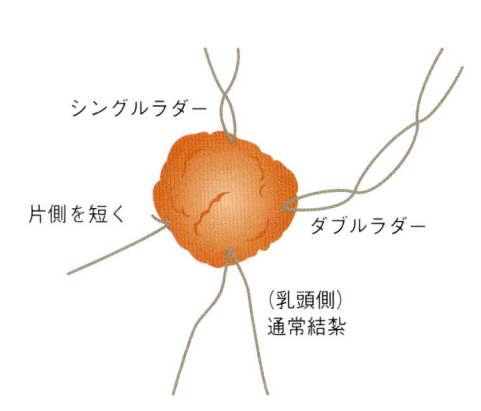

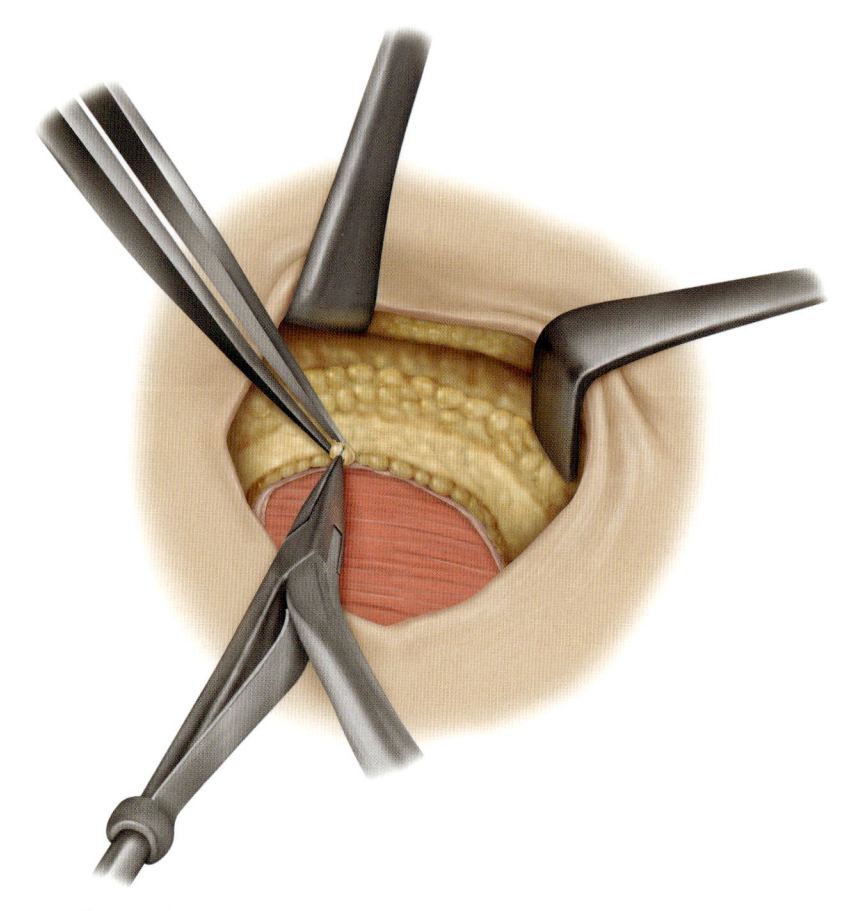

図13　マーキングクリップ挿入

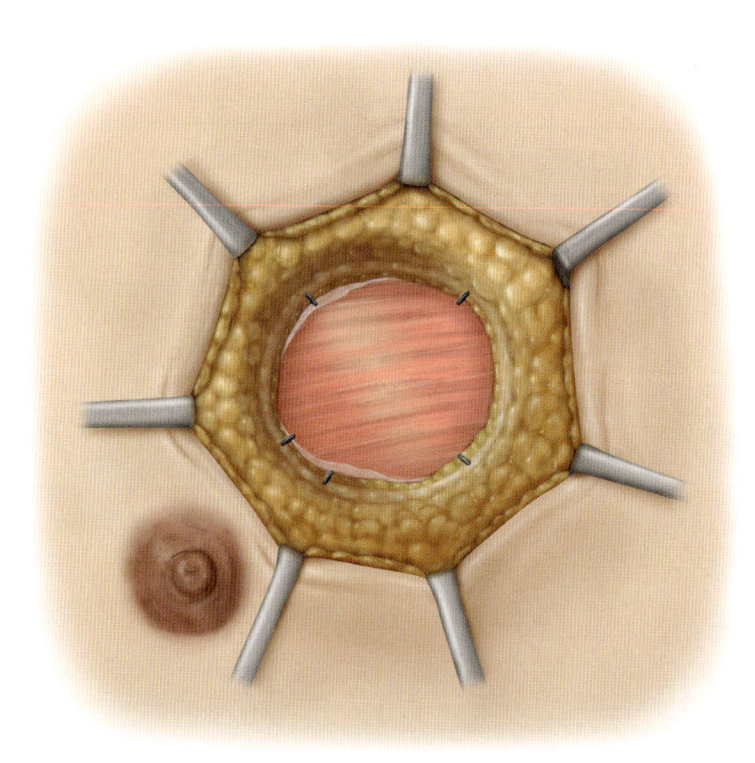

図14　マーキングクリップ挿入後の空間

Side memo: 断端陽性症例に対する二期的追加切除

　当院では最終病理診断で断端にがんの露出（浸潤部，乳管内成分を問わず）がみられた際に，追加切除を施行している．複数切片で多くのがんの露出がみられる場合には，二次的に乳房切除（＋同時再建）をお勧めすることが多いため，ここでは断端にわずかな露出がみられた場合の対処を述べる．

①二次的追加部分切除は基本的に局所麻酔で施行可能である．

②加刀前に，断端が陽性となっている部分が切除線に対してどの向きに相当するかを，初回手術記録や病理レポートのマッピングを参照してイメージしておく．乳腺を修復する際に整容性に配慮して大きく組織の位置を動かしたときは特に注意が必要である．

③追加部分切除の際の皮切は，原則として初回手術の創を取り囲むように設定し，創を増やさないようにする．

④次に通常の乳房部分切除術と同じように皮弁を作成する．初回手術に皮弁作成をした部分が瘢痕化しているため，瘢痕を切り進めてゆく感じになる．初回手術時に乳腺を縫合した部分が十分に確認できる位まで皮弁を作成し，視野を確保する．

⑤視野が確保され，前回手術後の状態が把握できるようになったら，②でイメージした通りにがんの遺残が疑われる部分を切除する．追加切除検体の大きさは，遺残が予想される癌の量にもよるが，通常1.5〜2cm程度の厚みで切除することが多い．深部方向は，乳腺後脂肪織までは切除するが，深部方向に浸潤部の遺残が予想される場合以外，大胸筋筋膜切除は行わない．

⑥追加切除を行うタイミングにもよるが，初回手術の縫合箇所の瘢痕化が進んでいて，十分に断端陽性部位をイメージしておいても，実際にはわかりにくいこともある．このような場合は，やむなく断端陽性部位を含む1/4周程度を1.5〜2cm程度の厚みで切除している．

⑦追加切除検体に対しては，真の断端（断端陽性となった部分の反対側）と皮膚側に絹糸でマーキングをして病理に提出し，がんの遺残の有無を評価する．通常，局所麻酔下に追加切除を行う場合には，迅速病理診断は施行していない．

（麻賀創太）

（麻賀創太／木下貴之）

文献

1) Nakamura S, et al：Efficacy of 3D-MR mammography for breast conserving surgery after neoadjuvant chemotherapy. Breast Cancer, 9（1）：15-19, 2002.
2) Valachis A, Mauri D, et al：Trastuzumab combined to neoadjuvant chemotherapy in patients with HER2-positive breast cancer：a systematic review and meta-analysis. Breast, 20（6）：485-490, 2011.

第5章

整容性を重視した乳腺の修復，修正法

- 2006年の自家組織乳房再建手術，2013年の人工乳房による乳房再建手術が保険収載され，乳房再建手術が普及しつつある．そのため乳癌手術療法の選択が，「乳房部分切除(＋術後照射)」と「乳房切除＋再建」の比較によりなされるようになった．そのため，乳房部分切除においても，より整容性が重視されるようになった．
- 本項では，乳房部分切除後の，整容性を重視した乳腺の修復法を述べる．まず，基本的な考え方，術前の準備，手術時の注意点を示す．次に特に変形しやすいBD領域の再建方法(crescent technique)について述べる(図1)．
- 乳房再建の整容性を考える場合，健側の追加手術(吊り上げ，縮小，豊胸等)も考慮するのが理想であるが，本書の主旨から逸脱しているのでここでは述べない．

1 総 論

基本的な考え方

- まずどのような形の乳房か，立位もしくは座位での形で考える．分類法はいろいろあるが，分類することが重要なのではない．どのような形の乳房を手術するのか把握することが重要である．大まかに分類し，特徴を下記に述べる(図2)．
    - 平坦型：腫瘍径が小さくても大きな欠損になりやすい．医療者のイメージより，患者は大きい乳房と認識していることがある．
    - 半球型：人工乳房での再建でもよい整容性結果が得られやすい．
    - 下垂型：乳房全切除再建では再現が難しい．健側の追加手術で対称性を得る方法がある．
- 全切除＋再建の限界を知る．インプラントによる再建では，下垂が再現できない．また，やや硬い動きのない乳房になる．健側を修正する方法もある．自家組織は，腹部背部に組織が十分ないと不可能である．
- 放射線による萎縮も考慮する．脂肪が多い乳房の場合，乳腺受動により血流障害が起きて萎縮しや

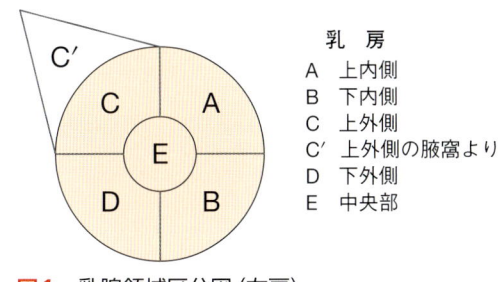

乳 房
A 上内側
B 下内側
C 上外側
C′ 上外側の腋窩より
D 下外側
E 中央部

図1 乳腺領域区分図(右房)

|a| 平坦　　　　　　　　　　　|b| 半球　　　　　　　　　　　|c| 下垂

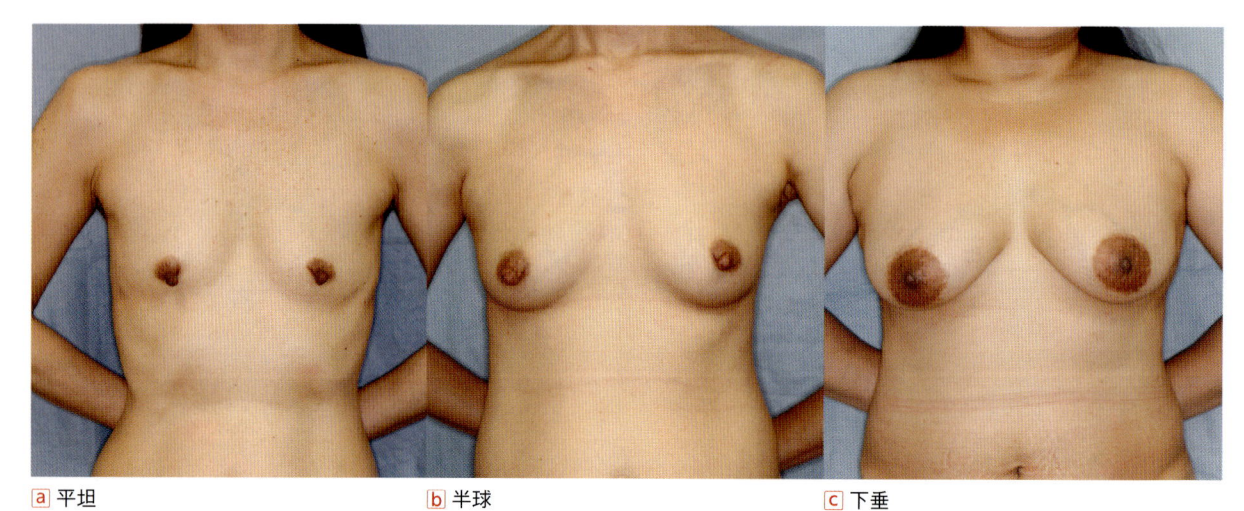

図2 乳房の形

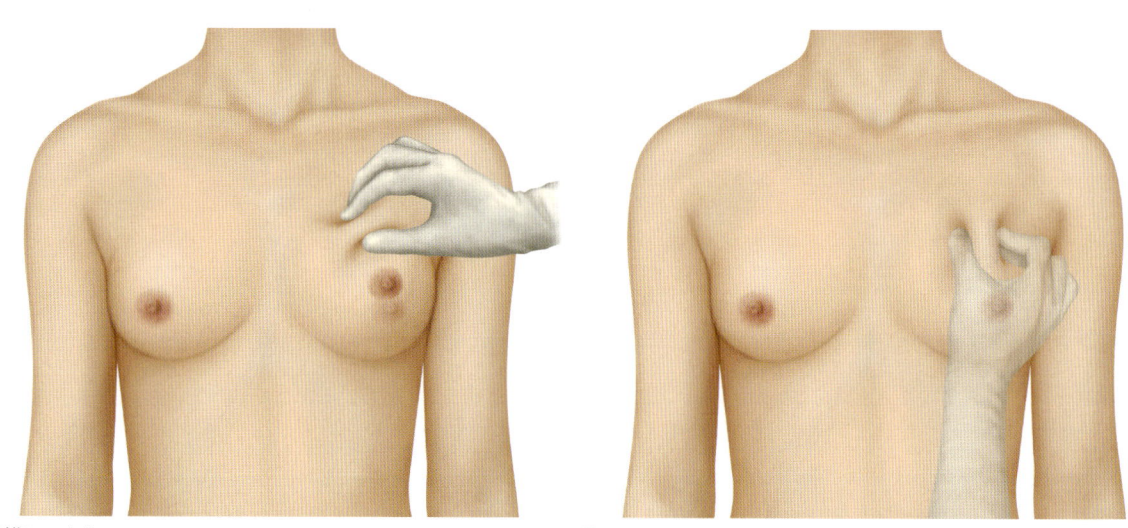

|a| 横につまむ　　　　　　　　　　　　　　　　　|b| 縦につまむ

図3 イメージの共有
|a| 残存乳腺で頭尾側方向に寄せると乳輪乳頭が頭側に偏位する．
|b| 残存乳腺を内外側に寄せると，|a|に比べて乳輪乳頭の偏位が少ない．

すい．
- 乳房の1/4を切除するような欠損は大きいので，通常は部分切除の欠損が適応でない．
- 整容的結果に対し，患者側の評価と医療者側の評価は必ずしも一致しないことを肝に銘じる．

術前の準備

- 患者と術後乳房のイメージを共有する．座位で，切除したらどうなるかを患者に示す．方法は，臥位で切除予定線をデザインし，座位で予想される残存乳腺をよせてみる．これくらい変形すると鏡で患者にみせる（図3）．
- 立位5方向の術前写真を撮る．手術中に参考にするため，印刷して手術室に貼る（図4）．
- 術前に座位で，正中線，乳房下溝線を正中線上にマーキングする．座位と臥位で乳輪乳頭の位置の違いが変化することを考慮する（図5）．

手術時の注意点

- 両側乳房を露出し，可能なら術中座位にできるようにする（図6）．

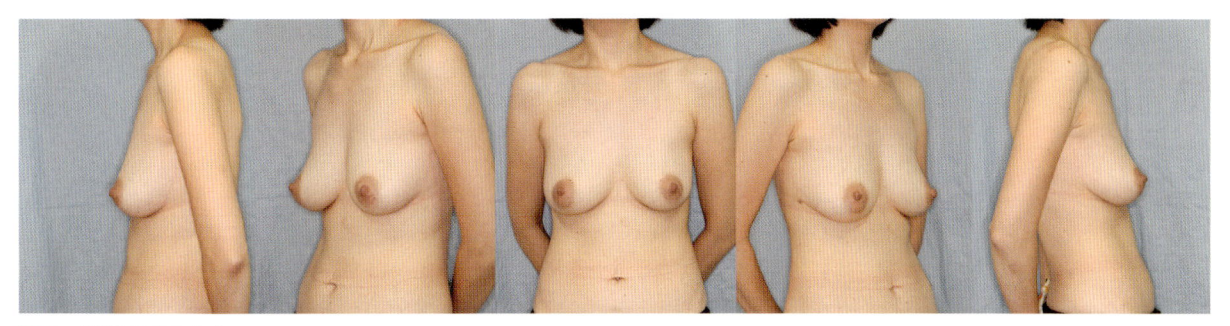

第5章　整容性を重視した乳腺の修復，修正法

図4　術前写真5方向
立位での乳房の形をイメージしながら乳腺を修復する．

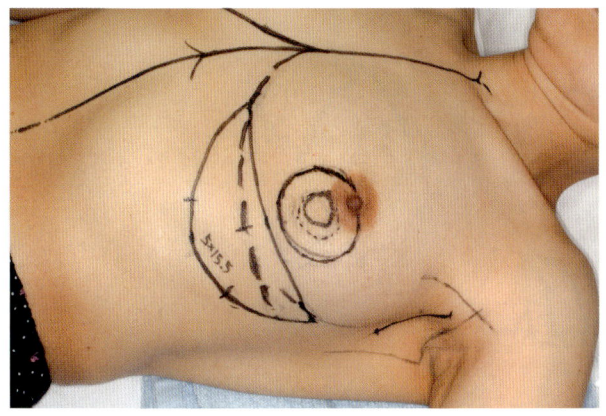

a 臥位

図5　臥位と座位でのデザインの変化
臥位で切除部位をデザイン．座位では切除部位がどの位置となるか確認する．

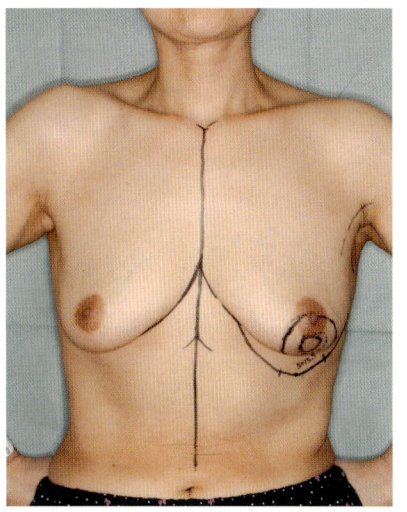

b 座位

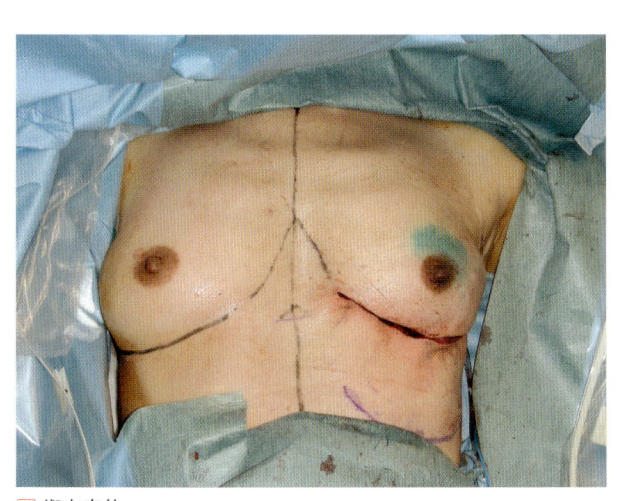

a 術中座位

図6　術中座位
術前写真を見比べながら乳腺を修復する．

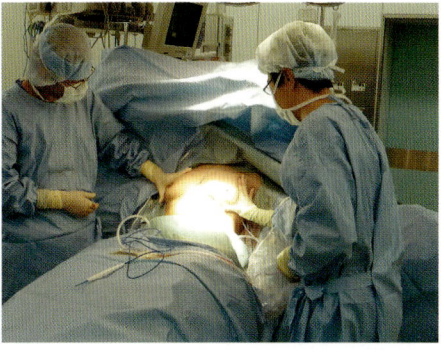

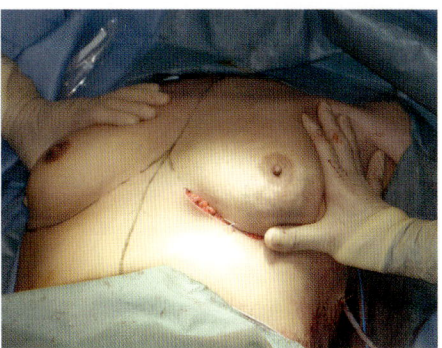

b 術中座位で乳房の形を確認

41

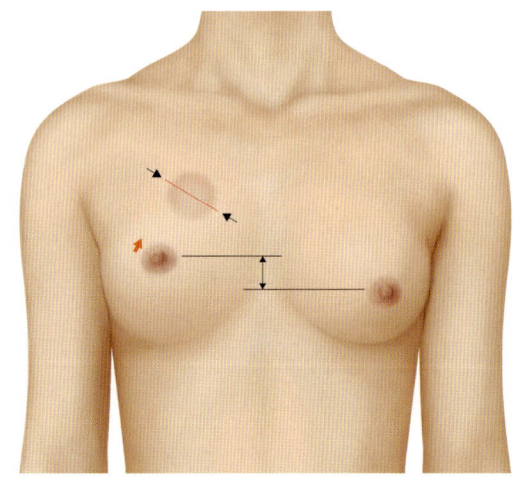

a A領域

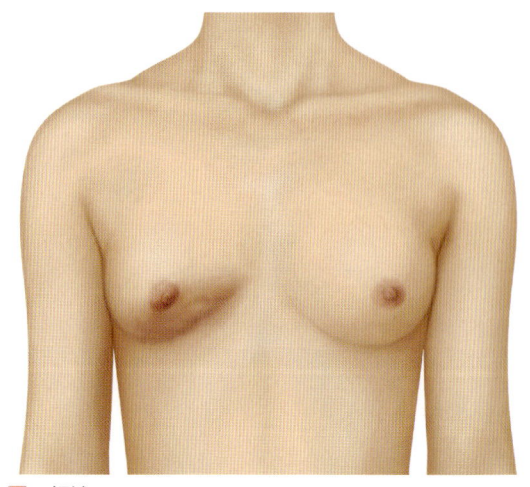

b B領域

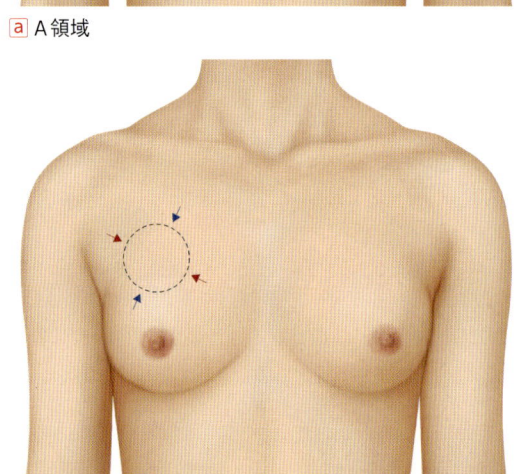

c C, C'領域

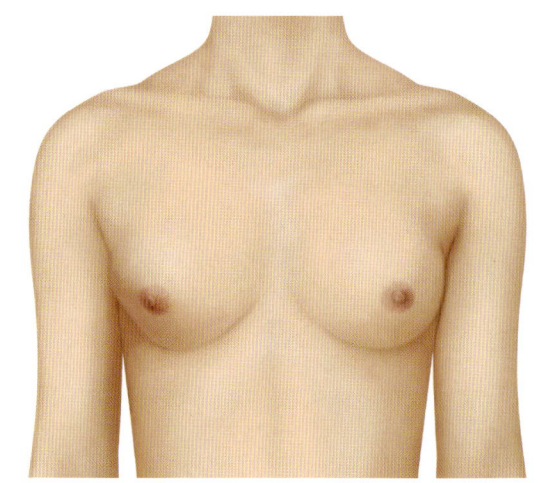

d D領域

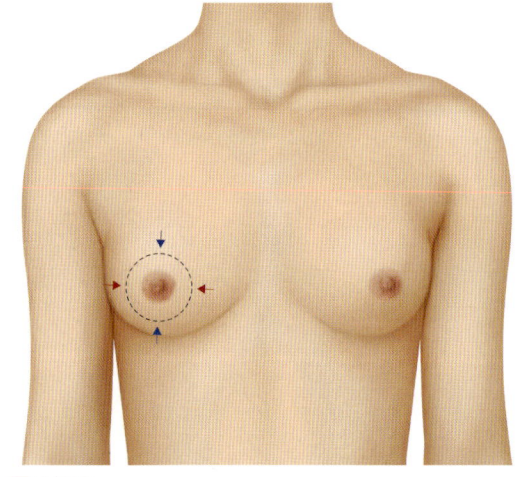

e E領域

図7 腫瘍部位別の考え方
a 乳輪乳頭が偏位しやすいので→←（矢印）のようによせる．
b 欠損が大きい場合はcrescent techniqueを行う．
c 縦方向，横方向のどちらかによせるかは，術前に坐位でイメージし乳輪乳頭の偏位が少ない方向を選ぶ．
d bと同様．
e cと同様．乳輪乳頭再建は形成外科に依頼する．

腫瘍部位別の考え方（図7）

- **A領域**：乳輪乳頭が内上方偏位しやすい．特に下垂乳房．よって縦方向に欠損をよせるのが基本である．欠損が大きく縫い寄せられない場合は，残存乳腺を筋体に固定．死腔が出来るが，時間が経てば癒着する．欠損部に陥凹は残るが，乳輪乳頭の偏位を予防できる（図8）．
- **B領域**：乳房下溝線内側がへこむ．欠損が多い場合は次項のcrescent techniqueを行う．

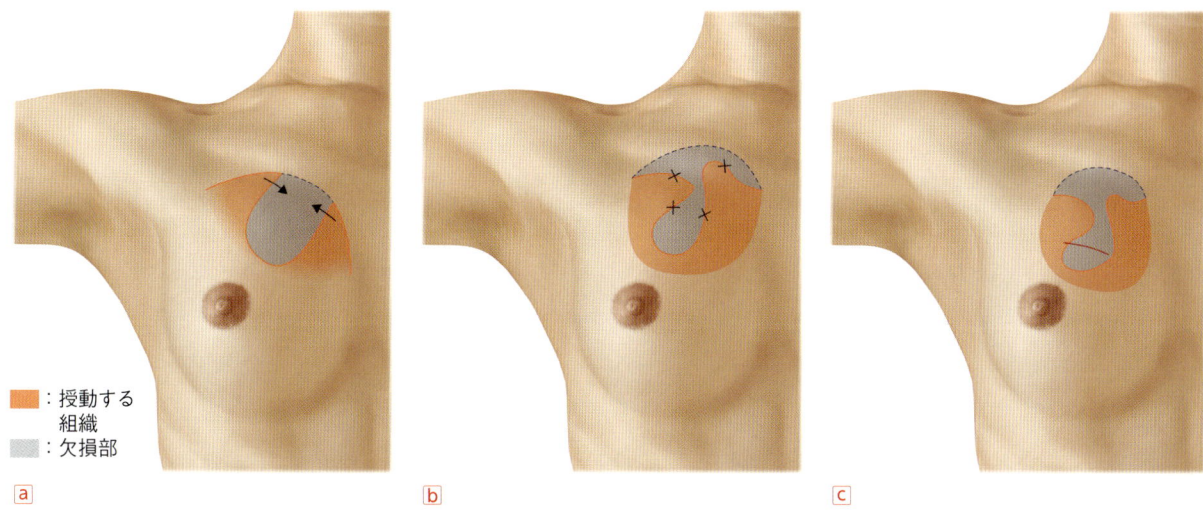

第5章　整容性を重視した乳腺の修復，修正法

図8 腫瘍部位別の考え方（大きな欠損A領域）
a 残存乳腺を大胸筋より剥離して欠損側に授動する．
b 授動した乳腺同士を縫合せず下床の大胸筋に固定する．死腔は残る．
c 創治癒後陥凹はできるが乳輪乳頭は偏位が少ない．

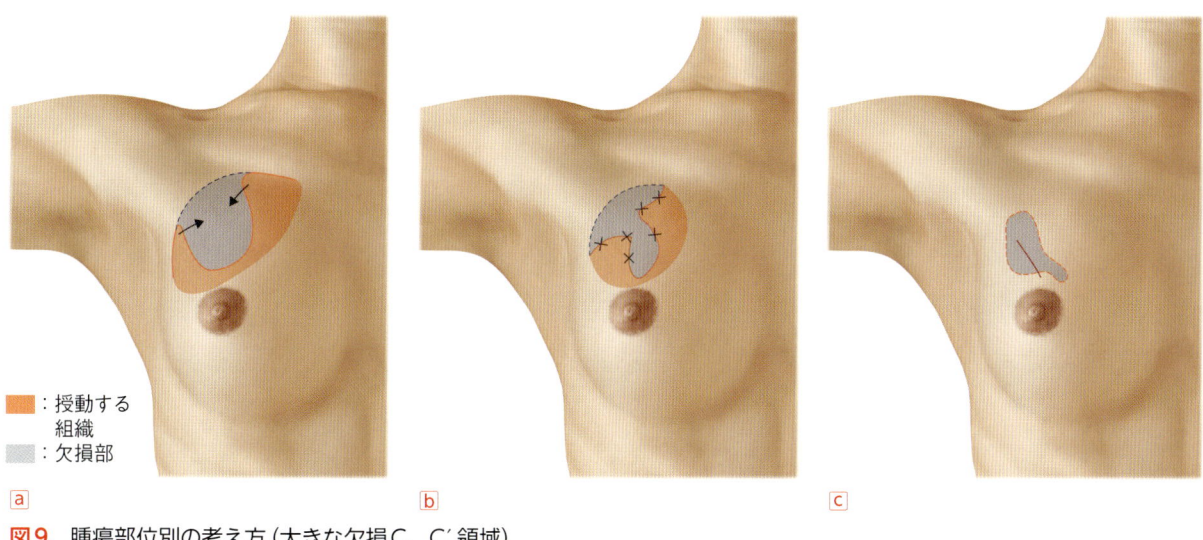

図9 腫瘍部位別の考え方（大きな欠損C，C′領域）

- C，C′領域：変形は少ないので，寄せやすいように乳腺を縫い寄せる．欠損が大きい場合はA領域と同様（図9）．
- D領域：乳房下溝線外側が凹み，引きつれ感がでやすい．欠損が多い場合は次項のcrescent techniqueを行う．
- E領域：乳輪乳頭を合併切除．縦に寄せても横方向によせても大差ないことが多いが，術前に前述のように立位で切除後イメージする．乳輪乳頭再建は可能なので形成外科に依頼する．乳房全切除＋再建した場合と整容性結果の比較をする．

2　BD領域の充填方法

- crescent techniqueは，乳房下溝線（infra mammary fold）尾側に局所皮弁を作成し，それを脱上皮化して折りたたみ，BD領域の欠損部に充填する方法である[1,2]（図10）．

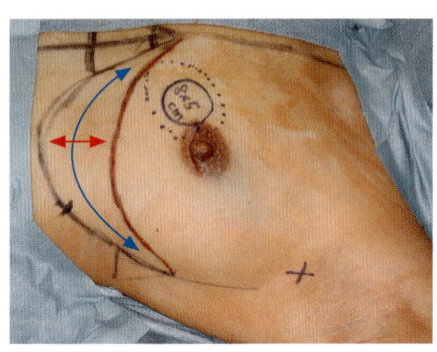

a 皮弁頭尾側幅は5cm程度（→），皮弁内側幅は15cm程度（→）

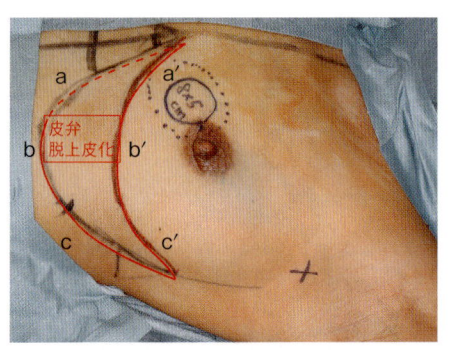

b 実線部の皮膚皮下脂肪を筋膜上まで切開，点線部は切開せず皮弁の茎とする

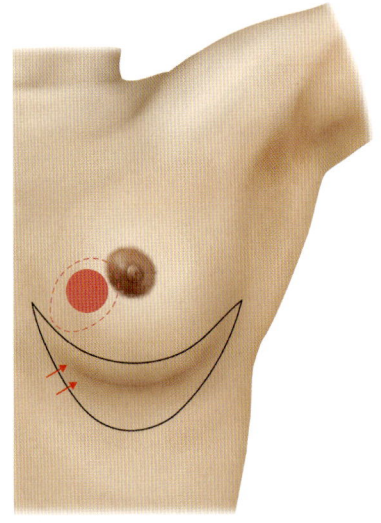

c 乳腺下溝線尾側に半月状にデザインし脱上皮．皮弁血流は繋がっている皮膚から（→）

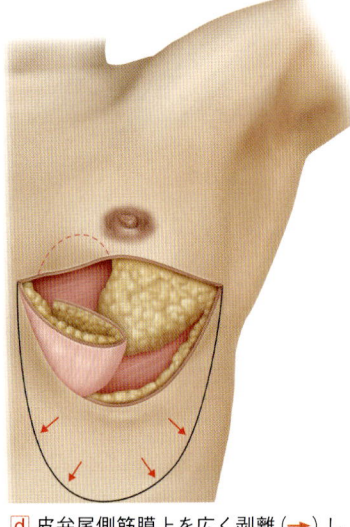

d 皮弁尾側筋膜上を広く剥離（→）し，皮弁を頭側に引き上げて折りたたみ，欠損部に充填

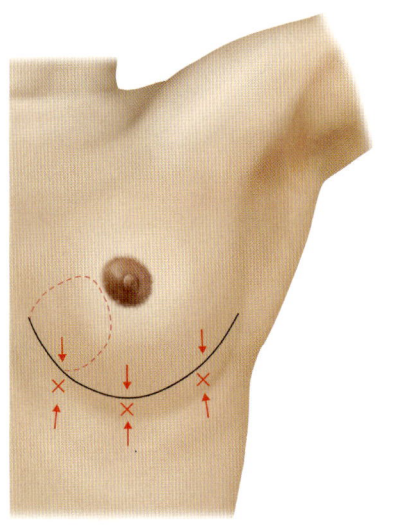

e 手術終了時．尾側にやや引き延ばされた乳房になる．皮弁尾側皮膚を下の筋膜に固定（×印）

図10 crescent flap概念図

表1 crescent techniqueの適応

適応	非適応
・小から中程度の大きさの乳房． ・乳房下溝線尾側の皮下脂肪が多い． ・部位ではB＞BD＞Dの順に整容結果がよい．	・断端がはっきりせず，残存乳房切除の危険が高い． ・IMF尾側の皮下脂肪が少ない． ・乳房の1/4以上の欠損．

- 特徴は，皮膚からの血流で生着するので，安全で簡便である[3,4]．侵襲も小さく手術時間も短い．しかし，採取できる組織量が限られるので，乳房の1/5程度の欠損までにしか適応できない．本項では岡崎らの方法に準じ，皮弁縦幅を5cmとする[1,2]．
- 自験例10症例の結果の平均値，腫瘍径は18mm（11〜30mm），切除標本サイズは6.8×5.5cm（5.5〜9.5×4.5〜7.5cm），標本重量は45.7g（20〜93.5g），皮弁の大きさは15×5cm（11.5〜17×5〜5.5cm），再建に要した手術時間は1時間14分（37分〜1時間57分）であった．
- 適応を**表1**に示す．

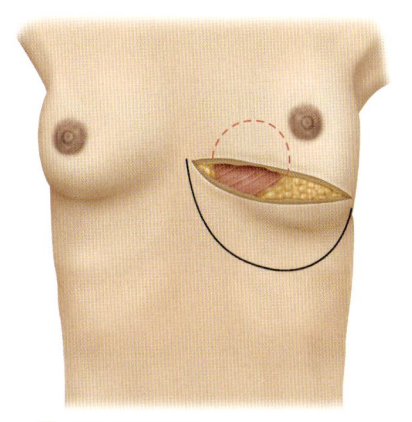

第5章　整容性を重視した乳腺の修復，修正法

ⓐ 皮弁頭側の切開　　　　ⓑ 乳房の皮下剥離

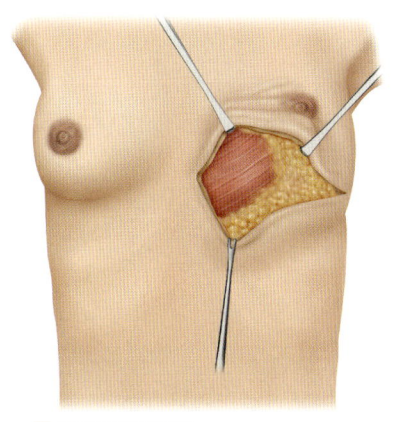

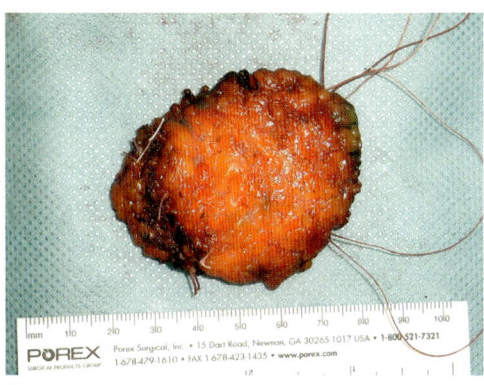

ⓒ 切除した腫瘍

■術前デザイン

- 乳頭から尾側に伸ばした線と乳房下溝線が交差する点をAとする．Aから頭側1cm，尾側に4cm伸ばした線を皮弁の縦径とする（合計5cm）．横は乳房下溝線とする．つまり内側は胸骨正中線，外側は前腋窩線とする（図11ⓐ，ⓑ）．

■手術手技

乳房部分切除

- 乳房部分切除をcrescent flapの皮弁頭側を切開して，乳房の皮下剥離を行い型通りに部分切除を行う（図11ⓐ〜ⓒ）．症例により皮膚合併切除，腋窩郭清を行う．

皮弁作成，皮弁脱上皮化

- 部分切除後の欠損と同じ側を，crescent flapと尾側皮膚を連続させ，血流が入るようにする（図11ⓓ）．それ以外のcrescent flap尾側皮膚は切開する．さらにcrescent flap下を肋弓まで筋膜上剥離して，crescent flap尾側を頭側に引き上げやすくする（図11ⓔ）．crescent flapは脱上皮化する（図11ⓕ）．もし皮膚合併切除されていたら，そこに皮弁が露出するようにしてもよい．crescent flap挙上の際に皮下脂肪を皮弁よりひとまわり大きく採取すると，充填する組織量を増やすことができる．

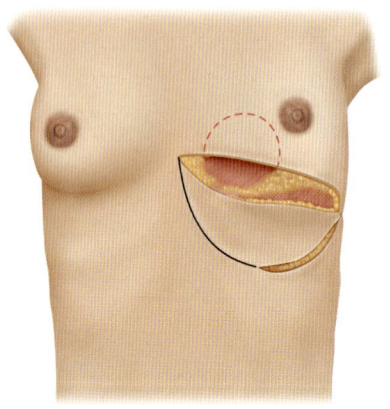

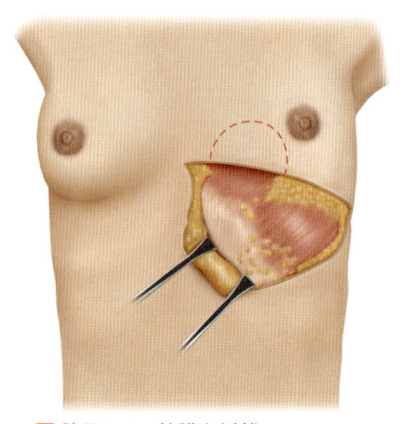

d 皮弁作成　　　　　　　　e 肋弓までの筋膜上剝離　　　　f 脱上皮化

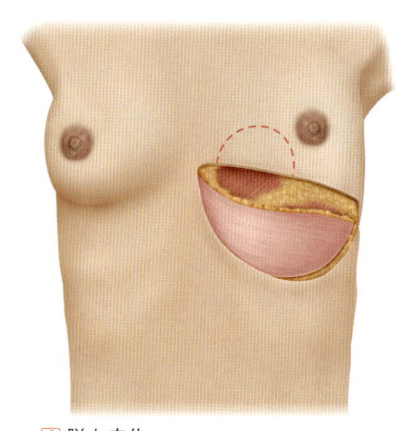

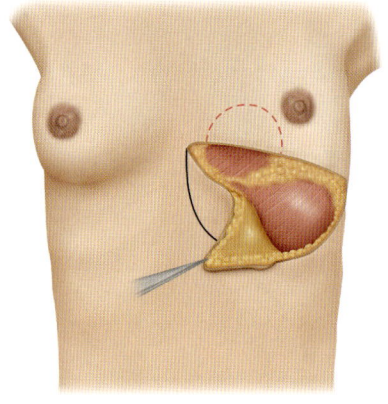

g crescent flapの縫合固定と折りたたみ　　h 乳腺欠損部への充填　　　　i 縫合後

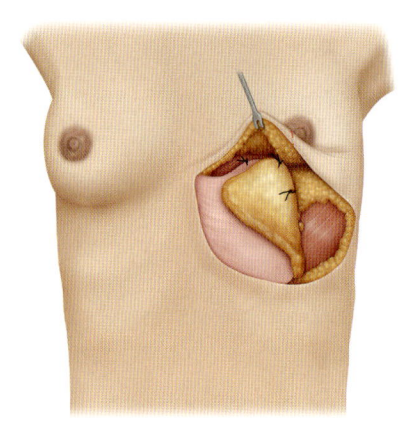

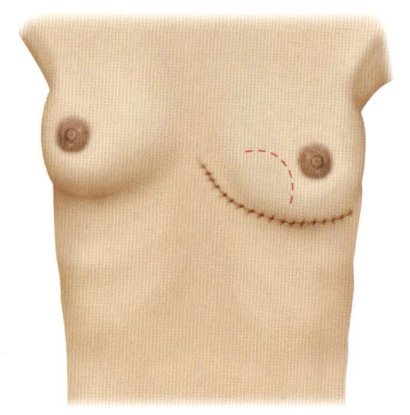

図11 手術手技

皮弁と残存乳腺を縫合

- 皮弁採取部を縫い閉じられるようにするため，crescent flapを頭側に牽引して，crescent flap茎部皮下とその直下の筋膜を2-0ナイロンで縫合固定する．crescent flapを折りたたみ，乳腺欠損部に充填する（図11 g, h）．この際，残存乳腺を剝離して少し受動する．また，乳腺とcrescent flapを固定してもよいが，へこみができないよう注意する（図11 i）．2-0ナイロンでの固定部位は，対側乳房の乳房下溝線を参考にする．対側乳房より1〜2cm尾側くらいがよい．対側乳房の乳房下溝線と対称の位置に固定すると乳房下溝線が引き込まれてしまう．

縫合

- 持続吸引ドレーンをいれて閉創する．閉創前に仮縫いをして座位で乳房の形を確認（図6）．患側乳房はやや尾側に牽引される（図11 i）．

術後

- 通常の部分切除と同様である．

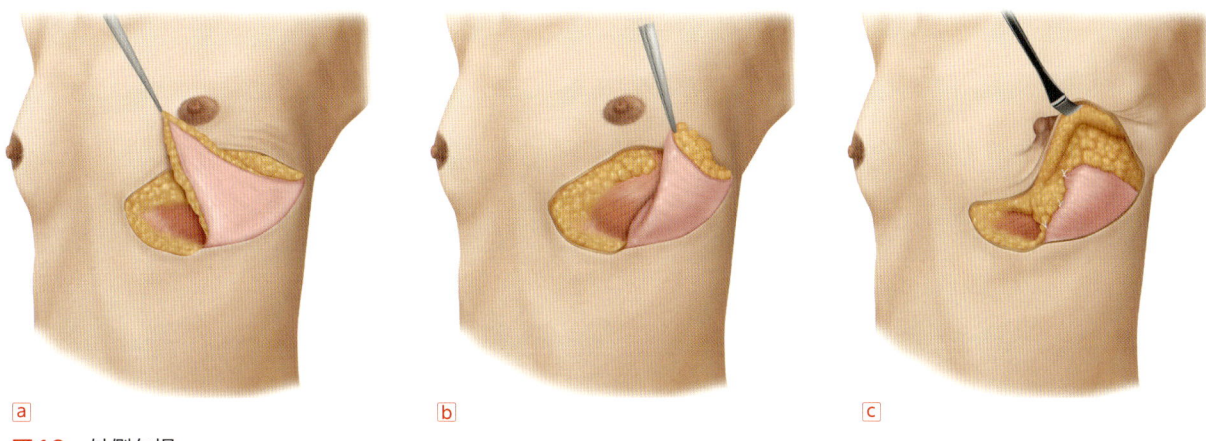

第5章 整容性を重視した乳腺の修復，修正法

図12 外側欠損

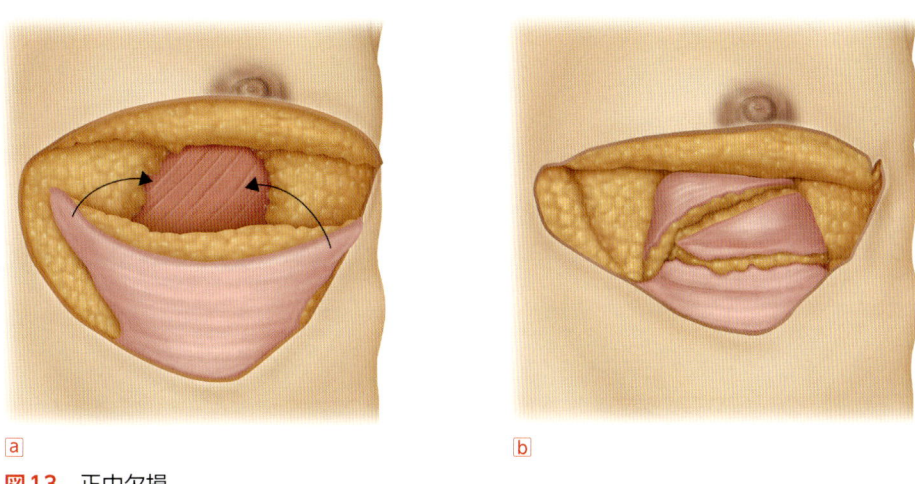

図13 正中欠損

手術手技の追加

- 欠損部位が外側の場合は，皮弁茎を外側として折りたたむ（図12）．
- 欠損部位が正中の場合は，皮弁茎を正中として折りたたむ（図13）．

（茅野修史）

文献
1) Aljarrah A, et al：Updated follow-up of patients treated with the oncoplastic "Crescent" technique for breast cancer. Breast. 21（4）：475-479, 2012
2) 岡崎みさと，ほか：下部乳癌に対する上腹部有茎真皮脂肪弁挙上法の検討（会議録）．日本乳癌学会総会プログラム抄録集18回 461, 2010

第 6 章

乳房切除術

- 乳房切除術とは，腫瘍近傍の皮膚・乳頭・乳輪を含めてすべての乳房を切除する方法で，乳癌の最も基本的な術式である．リンパ節郭清のために過去に施行されていた小胸筋や大胸筋を切除する胸筋合併乳房切除術は現在ではまず施行されず，NCCNガイドラインにはその適応の記載もみあたらない．
- 乳房切除術は温存乳房内再発のリスク，照射を回避できることが最大の利点であるが，近年，乳房温存術の普及と共に乳房切除術の割合が減少してきた．しかし乳房再建術への保険適応とともに，整容性不良の原因となる無理をした温存術から，乳房再建術を前提とした乳房切除術の割合が最近増加しており，それに対する対応も重要となってきている．
- 本章では腋窩郭清を伴う「胸筋温存乳房切除術」の乳房切除術までとセンチネルリンパ節生検もしくは腋窩は何もしない乳房切除術の方法を解説する．皮膚温存乳房切除術（skin sparing mastectomy），乳輪乳頭まで温存する乳頭乳輪温存乳房切除術（nipple sparing mastectomy）は他章を参照されたい．

1 乳房構造と皮弁形成に必要な解剖，皮膚切開線の決定

■適応

- 乳房切除術の適応は一般的に乳房温存術が不適当とされる腫瘍が大きい場合であるが，腫瘍の大きさに関係なく，乳頭に近いなど腫瘍と乳房の位置が近い，合併症などにより照射が禁忌，患者が整容性よりも温存乳房内再発のリスクを避けたい場合などに適応可能である．
  ① 広範囲な乳癌の進展であり断端陰性を確保できないもの
  ② 多中心性がん（乳房の四分円の2つ以上に存在する同時多発癌）
  ③ 広範囲な石灰化
  ④ 乳房サイズと予定切除範囲のバランス不良
  ⑤ 乳房照射ができない
  ⑥ もともと患者が乳房温存を希望しない

■皮弁形成に必要な解剖

- 乳腺組織は，皮膚と乳腺の間の浅在筋膜浅層（superficial fascia anterior layer）と乳腺と大胸筋筋膜の間のposterior layerの間に存在するといわれており，乳腺組織はCooper's ligamentとよばれる線維束により2つのfascial layerと結合している．Cooper's ligamentに乳腺組織がつり下がっている状態といわれていた．
- 理論的には皮弁形成の際にanterior layerを含めて切除し皮弁側に残さないようにすれば，乳腺組織は取り残しなく切除できるはずである．しかし，乳腺と皮膚の間の皮下脂肪に線維組織は存在する

が，乳腺組織全体を包むような明らかな膜構造としてのfascial layerは，手術でその層を明確に連続的にとらえることはできない．解剖学と乳腺外科医の認識，超音波診断学での構造のとらえ方が一致しない．
- 皮下構造として表皮側は外力に対するクッションとしての小さな脂肪小葉を結合する防御性脂肪筋膜系（protective adipofascial system：PAFS）と深層で比較的扁平な脂肪小葉を緩く結合し骨格筋と皮膚との滑りをよくする潤滑性脂肪筋膜系（lubricant adipofascial system：LAFS）の2層構造となり，その間に乳腺組織が存在する．筋膜は1つの明瞭な独立した膜ではなく3次元的に連続し，その区画に脂肪小葉が収まるとしたNakajima[1]らの報告は実臨床の感覚に一致する（図1）．
- 皮弁形成の指標として，脂肪の粒は皮膚から乳腺組織へ向かうに従い大きくなるため，皮膚に近く脂肪粒が細かく密な層での皮弁形成が好ましい．高齢で乳腺組織が萎縮している場合に取り残しがないよう注意が必要である．

皮膚デザイン

- 乳房切除術の基本は，乳頭乳輪皮膚を含む全乳腺組織を確実に摘出することである．すなわち乳腺組織の前胸部における解剖学的な広がりを考慮して，乳頭と乳輪を含むように皮切を紡錘形にデザインする．乳頭は乳管の開孔部であり乳管内進展が及ぶ乳腺組織の一部分と考え全切除に含まれる．
- 皮切デザインは腫瘍と乳頭乳輪をつなぎ，正中と腋窩を終末端とした紡錘型の横切開（Stewart）が基本となる．縦方向の切開は審美上可能なら避けるべきである．皮膚切開は一般的には腫瘍縁から2cm以上離してデザインすることが多い．乳輪周囲も色素沈着部位が残らないように切除範囲に含める．
- 正中に近いほど肥厚性瘢痕となりやすいため，内側は同側の胸骨縁を超えないようにすべきである．また外側端は腋窩郭清，センチネルリンパ節生検の有無により異なるが，大胸筋外側縁から広背筋前縁までの間に納めるべきである．外側腋窩方向への皮切終末端は腋窩ヘアラインを超えないようにする．頭尾側の皮切縁の長さが同じ長さになるようにすることが望ましい．これら皮切ラインをペンにて直接皮膚にデザインしておく（図2）．

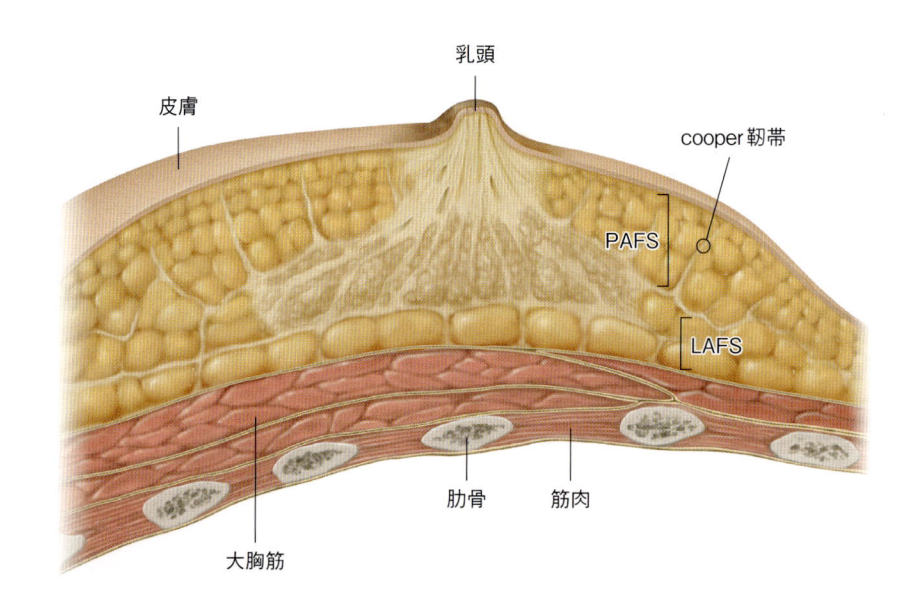

図1 乳房の構造
従来考えられていた乳腺組織全体を包むような膜構造としての潜在筋膜は存在せず，PAFSとLAFSといった筋膜系の間に乳腺組織が存在し，3次元的に連続した筋膜と考えられる（本文参照）．

第6章　乳房切除術

- 腫瘍が12時方向末梢で鎖骨に近く腫瘍直上の皮膚切除が必要な場合は，縦方向の皮切ラインも考慮される．B領域正中付近の腫瘍の場合，内側端が正中を超えることもある．
- 皮膚切除量は乳房の大きさで異なる．閉創時，頭尾側方向に縫合することを考え，過剰な張力がかからない程度に切除する．皮膚切除が少なすぎると皮膚がたるみ不要な皺ができることがある．
- 皮膚浸潤がある，もしくは皮膚に非常に近い腫瘍の場合は，皮膚断端の陽性を避けるため腫瘍直上の皮膚を大きく切除する必要がある．縫合不可能な場合は植皮を考慮する．一方腫瘍が比較的小さく，皮下脂肪をはさんで腫瘍皮膚間の距離があり，乳頭から離れている場合はあえて腫瘍直上の皮膚切除にこだわらず紡錘形にデザインしてもよい．
- 針生検のneedle tractも可能ならば切除検体に含めることが望ましい．したがって針生検時には穿刺するときにも根治手術を考えた皮膚穿刺部位を最初から考慮するべきである．

2 皮弁形成の基本と各皮弁形成の実際

皮弁形成の準備と順序

- 腋窩郭清を施行することを前提とした場合，皮弁形成の順序は横切開の正中頭側→鎖骨下縁→肩峰

a A領域　　b B領域　　c C領域

d D領域　　e 乳頭から離れた頭側　　f 乳頭から離れたA領域

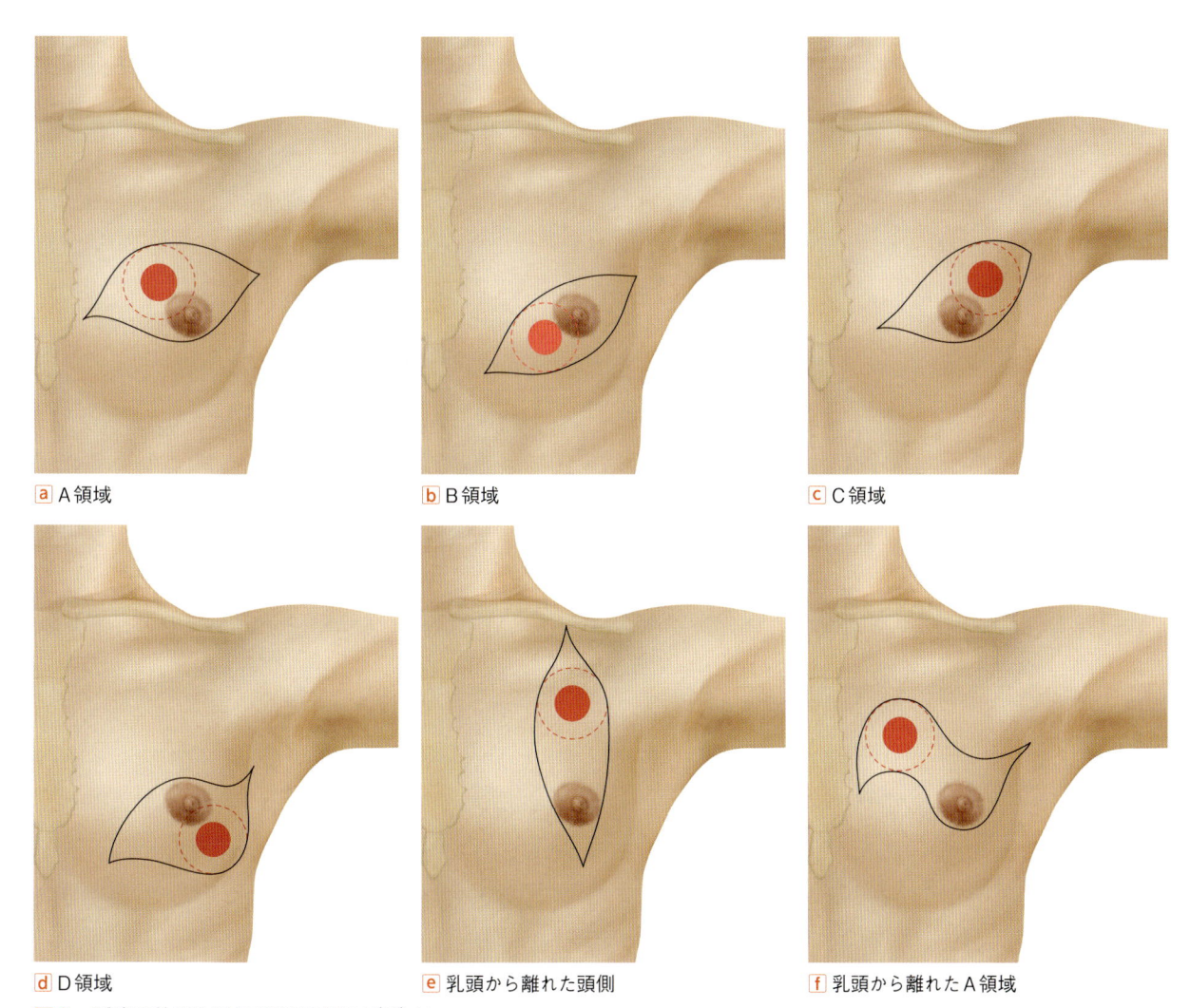

図2 腫瘍の位置と乳房切除皮切のデザイン
腫瘍と乳頭乳輪を含む皮膚は紡錘型の横切開とすることが基本である．腫瘍辺縁から近くの皮切縁までは2cm程度離すことが理想であるが，皮膚浸潤がなければ腫瘍の大きさや位置によって変更する．

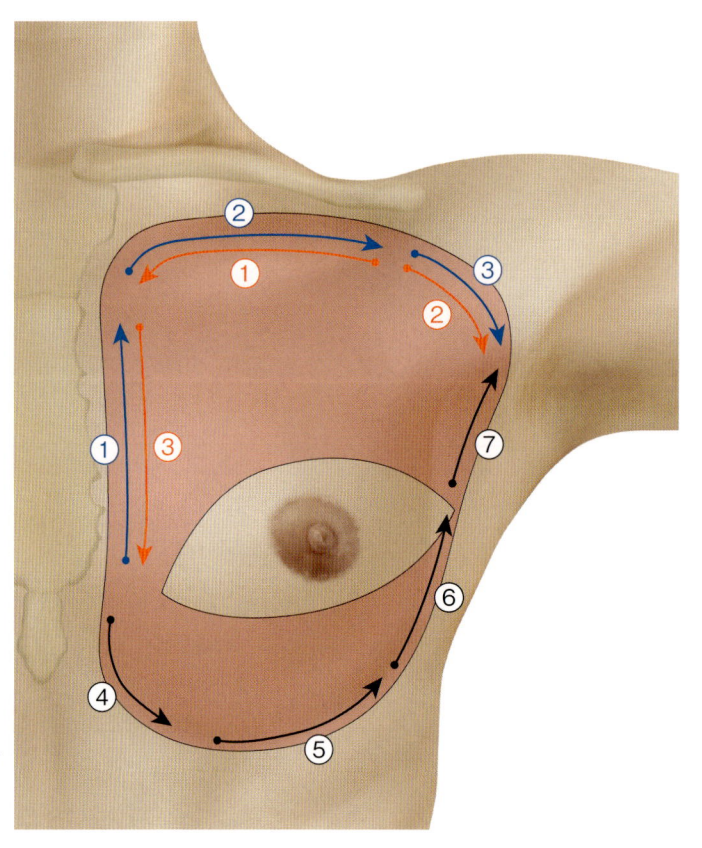

図3 皮弁作成範囲順序
①〜③：中央病院方式
①〜③：東病院方式

まで（鎖骨下→肩峰→正中の順でもよい），次に術者の位置を患側上肢の頭側に変え，正中尾側→乳房下溝線付近，さらに術者が患者の健側に移り，尾側の広背筋前縁→腋窩静脈までの順となる（図3）．

- 20〜100万倍ボスミン生食を用い，皮切ラインから皮弁予定部位に均一に100〜200mL皮下注射をして止血と均一な皮弁形成に役立てる．ボスミン生食による止血効果は大きい．

皮弁形成の基本操作

- メスにて切開を加える．皮膚にテンションを加えながら，皮膚のみを切開して皮下脂肪を切らないぎりぎりの深さにとどめる．これにより皮膚直下の細い動静脈からの不要な出血が防げる．必要に応じ電気メスにて血管を焼灼し止血切離する．
- 皮切縁に単鋭鉤を4〜5cm間隔でかけ引き上げる．電気メスで皮下脂肪を薄くつけ皮弁を作成してゆく．以前は癌遺残を心配して皮膚切開縁から3cm程度までは皮下脂肪を残さずメスにて薄層剥離（superficial layer of superficial fascia）として皮弁を作成していたが，皮膚切除縁全体に薄層剥離を行う意義はなく，かつ皮弁の血流循環障害による合併症が多いため，腫瘍が皮膚切除縁に近い場合以外は行っていない．
- 欧米の成書では皮弁に皮下脂肪を7〜10mmつけるように，とある．脂肪を厚くつけた皮弁は血流もよく，創傷治癒や審美性もよい．しかし術後照射を施行しないことが多いため，日本人の小さな皮下脂肪の少ない乳房では，常に皮下脂肪内や乳腺後隙内の遺残乳腺組織，皮下脈管侵襲からの再発のリスクを考えなければならない．このため皮弁の厚みは3〜5mm程度とし，皮下の血管が透けてみえる程度が適切と考える（図4）．
- 皮弁形成のコツは助手が単鋭鉤を真上からやや皮膚側に傾け強く引き，術者は左手でガーゼを用いて

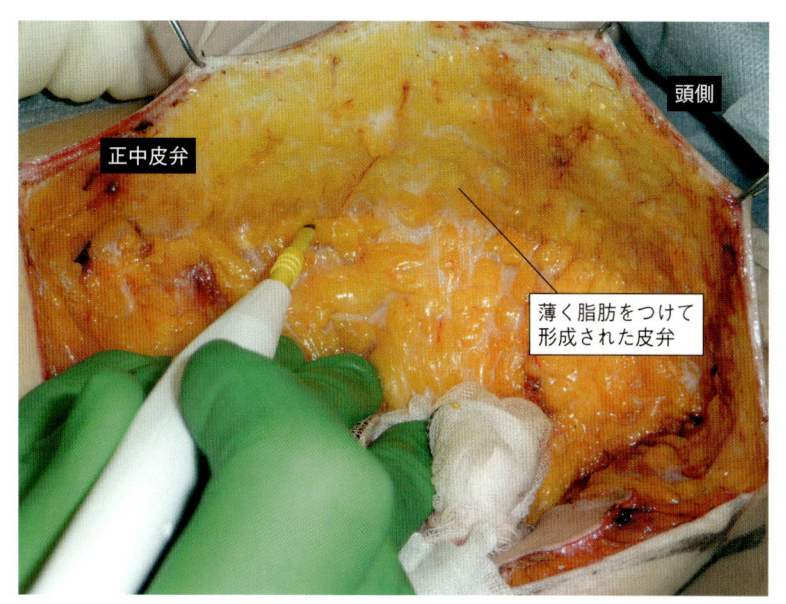

図4　皮弁作成，皮切，単鋭鉤によるつり上げ

切除する乳房をつり上げた皮弁面から手前(水平から下方)に強く引く．さらに助手には術者が引いた切除組織の皮膚側を反対側に引かせ，電気メスを3方向の張力がかかったラインに当てると容易に剥離ができる．この際，電気メスはペンホルダー式に持ち，つり上げた皮弁皮膚と直交しないよう，皮弁に対してやや寝かせた状態で使用すれば電気メスが真皮に入ることはなく，皮膚に付着する脂肪の厚みを一定にできる(図5)．
- 脂肪内の血管はほぼ電気メスにて凝固可能であるが，皮弁脂肪切離面側からの電気メスによる皮膚熱傷に注意しなければならない．短時間の焼灼で止まらない出血には結紮が必要である．切離された脂肪面に段差ができないよう，一旦電気メスの入った轍をはずさないように電気メスを滑らせる．
- 皮切縁からある程度皮弁形成が進んだら，単鋭鉤から助手にガーゼを用いて指で皮弁形成深部を把持させ，つり上げと手鉤としてcounter-tractionを効かせる．

頭側皮弁(頭側胸骨縁から鎖骨下縁，肩峰まで)

- 最初に頭側皮弁を作成してゆく．目標は胸骨縁につく大胸前面(sternocostal part of the pectoral major)，鎖骨下縁(clavicular part)の2〜3cm尾側までとする．目標に近づくにつれて次第に脂肪を厚くしてゆく．鎖骨に向かう頭側皮弁形成では，皮下に薄く広がる広頚筋が現れ，これを切断し皮下脂肪をさらに切離することで目的の大胸筋前面に到達する．鎖骨下縁付近で大胸筋筋膜を切離して大胸筋を露出しておく(図6)．
- 肩方向は大胸筋と上腕三角筋との溝に橈側皮静脈が存在するがこの手前までとする．肥満患者ではこの付近の脂肪の取り残しで段差ができやすいため，筆者は三角筋に近い脂肪は切除するようにしている．

尾側皮弁(尾側胸骨縁から乳房下溝線まで)

- 尾側皮弁も同様に作成してゆく．胸骨縁尾側では大胸筋が終わり筋膜と腹直筋鞘前葉が交わる(abdominal part)．大胸筋筋膜は切除するが腹直筋鞘前葉は残すようにする．乳房下溝線付近では深層の筋膜を切開すると淡く柔らかな結合織に包まれた扁平な脂肪小葉構造となり，さらに切離する

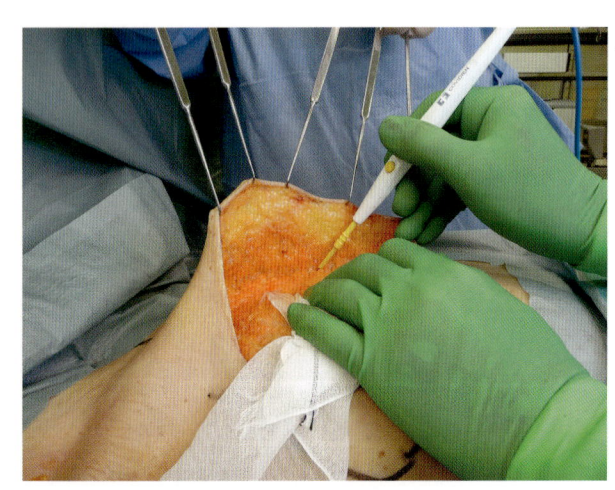

a 助手は皮弁を単鋭鉤にてつり上げ，術者は左手で乳房を手前に引きカウンターをあてる．電気メスを皮弁に対して寝かせ，平行に滑らせれば深く入り過ぎない．
b 助手に皮弁の皮膚側を切除組織と反対側に水平に引かせると切離すべきラインが見やすくなる．
c 術者と助手のカウンターとつり上げた皮弁の3方向の張力がかかったラインに電気メスをあてると容易に剥離できる．

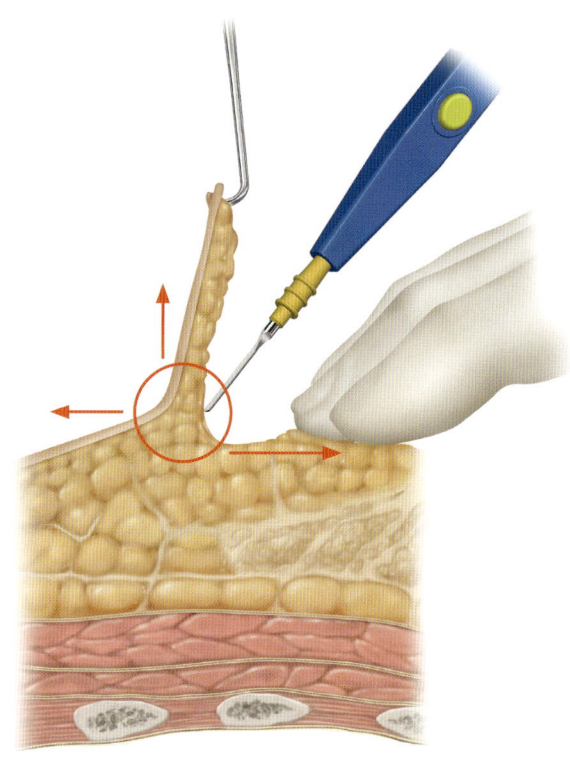

a 皮弁のつり上げと電気メスの位置

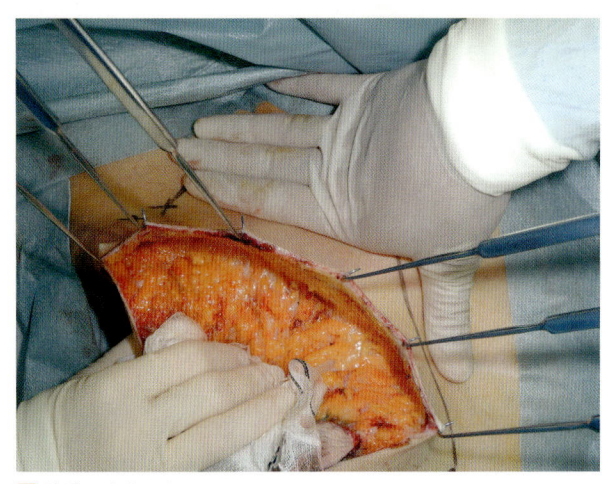

b 助手のカウンター

c 切除ラインの出し方

図5 皮弁形成

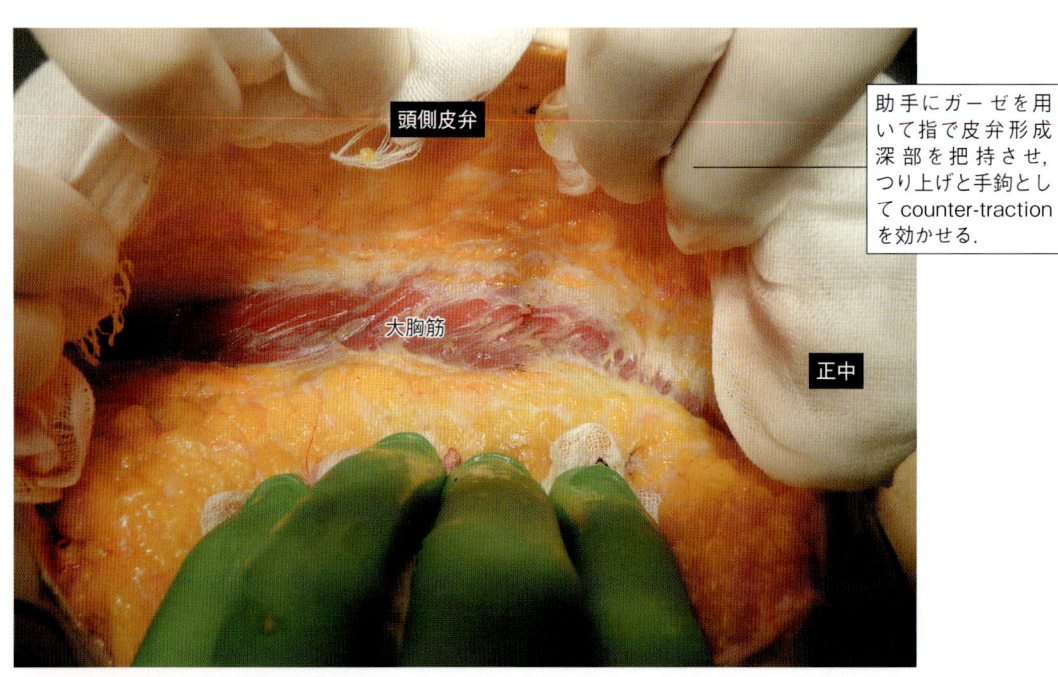

助手にガーゼを用いて指で皮弁形成深部を把持させ，つり上げと手鉤として counter-traction を効かせる．

頭側皮弁

大胸筋

正中

図6 頭側皮弁作成，大胸筋筋膜切離

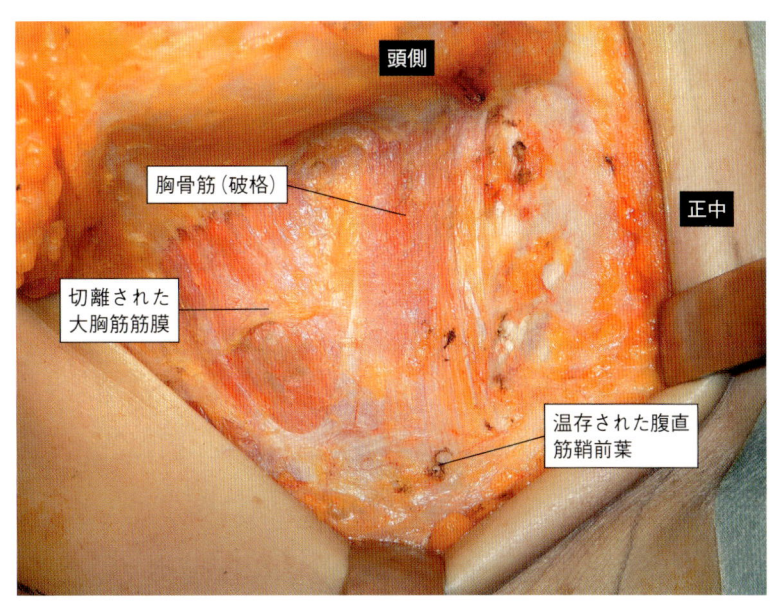

図7 腹直筋鞘前葉の温存

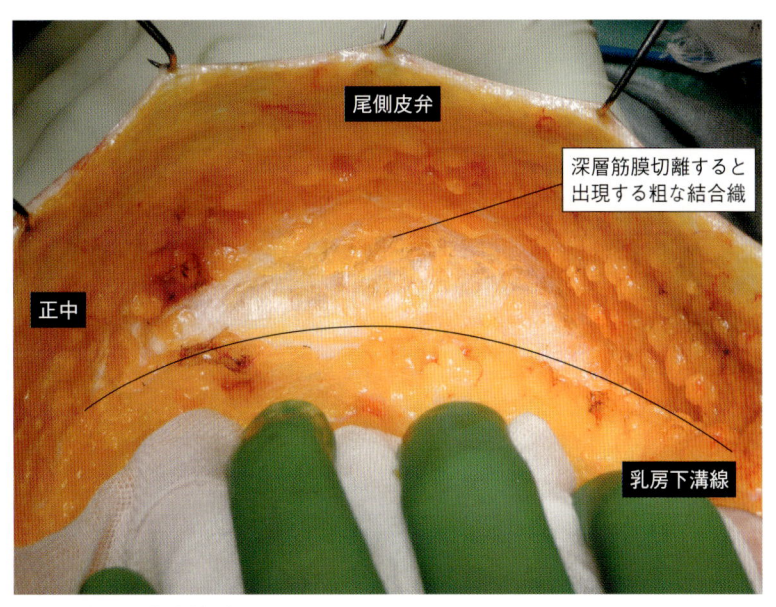

図8 乳房下溝線付近

と出血もなく腹直筋，外腹筋膜に到達する（図7，8）．
- 再建手術をしない場合，尾側切除範囲は乳房下溝線をやや超えるが，この付近は皮下脂肪が多いため最後に段差が目立たないよう緩やかに筋前面までつなげるようにする．しかし再建手術を加える症例では可能な限り乳房下溝線できっちりと垂直に筋膜にあてるようにする．

外側皮弁（広背筋前縁から腋窩静脈まで）

- 引き続き外側皮弁を作成してゆく．腋窩郭清を施行することを前提とした場合，皮弁の皮膚剥離の目標は広背筋前縁のいわゆるred lineを露出することである．
- 尾側皮弁から外側皮弁へつなげてゆくと前鋸筋に到達するが，前鋸筋は各肋骨に付着し外腹斜筋と織りなすようになっているところが確認できる．ここの中腋窩線付近で電気メスを胸壁に向かうように立てながら横に切開すると脂肪結合織が頭尾側方向に収縮し広背筋が判別できる（図9）．

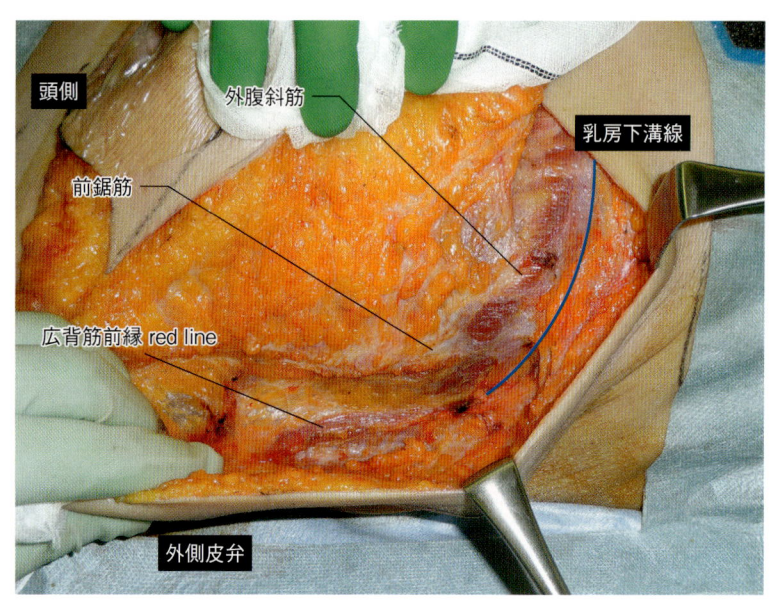

図9 広背筋の露出

- 次に広背筋前縁を頭尾側方向に露出し胸壁からはずしながら，頭側に皮弁形成をすすめる．外側皮弁脂肪が厚いと広背筋は皮弁側に付着して，広背筋と胸壁との粗な結合織が現れる．一方，皮弁が薄いと広背筋が胸壁側に着いたまま，皮弁が背側まで剥がれてしまうことになる．
- このように側胸壁尾側でred lineをまず捕らえ，これを頭側に向かい露出するように皮弁形成を進める．広背筋束が頭側に近づくと線維性の白い腱となり，これをwhite lineとよぶ．これが見えたら腋窩静脈に近い印であり，腋窩郭清の範疇である．
- whine lineの腹側に腋窩静脈が直交するように現れるが，その尾側には肋間上腕神経，伴走する細い動静脈が現れるため，必要に応じ結紮切離する．

3　大胸筋前面と側胸壁の処理

大胸筋前面の処理

- 全周性に皮弁形成が終了すればすでに乳房の切除範囲が確定されたわけであり，あとは乳房を大胸筋から剥離するだけである．乳房は大胸筋筋膜を付着させて切除する．
- 大胸筋と筋膜の剥離は大胸筋鎖骨部から尾側に向かい開始する方が容易である．ここは粗な結合織で緩く結合し，大胸筋線維と並行な切離操作のため，大胸筋から剥離しやすい．一方，胸骨縁付近で筋膜を電気メスで切る場合，筋線維と電気メスの操作が直行するため，根部で筋線維が切断され，大胸筋がめくれてしまうことが多いため注意が必要である．
- 切除する乳房の頭側縁に沿って複数のコッヘル鉗子で把持しそれを上方に引く．さらに助手に大胸筋前面を頭側に水平に引かせて，大胸筋筋膜を大胸筋から電気メスにて剥離する．時に大胸筋前面から立ち上がる細穿通枝は適宜電気メスもしくは結紮止血する．剥離は大胸筋線維方向に沿って平行に頭側から尾側に向かってゆく（図10）．
- 胸骨縁第二，三肋間付近から最も太い内胸動静脈からの穿通枝が大胸筋を貫いて立ち上がってくるので，これを結紮切離する．穿通枝は1本とは限らず，他の肋間からも出てくる可能性があるため適宜処理する（図11）．

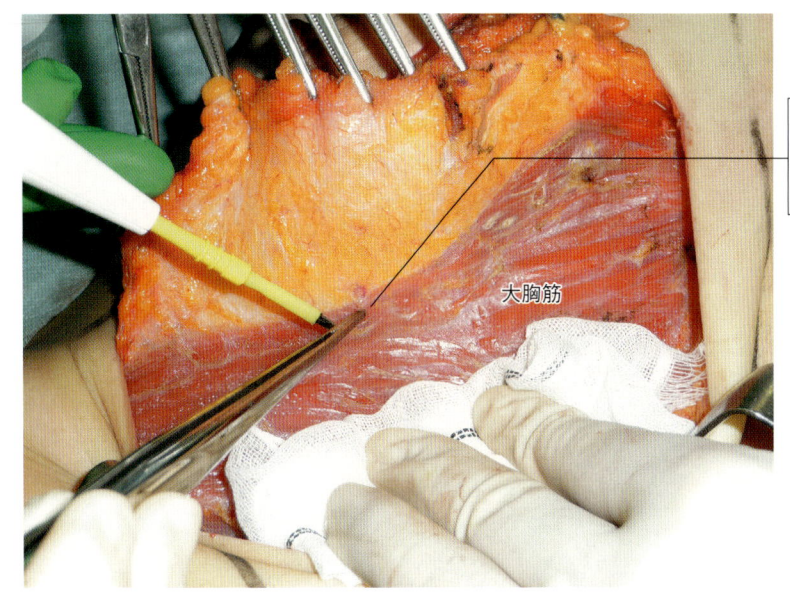

第6章 乳房切除術

図10 大胸筋筋膜の剥離と止血
大胸筋前面を手前に引き軽くテンションをかけながら血管を透過させ焼灼．

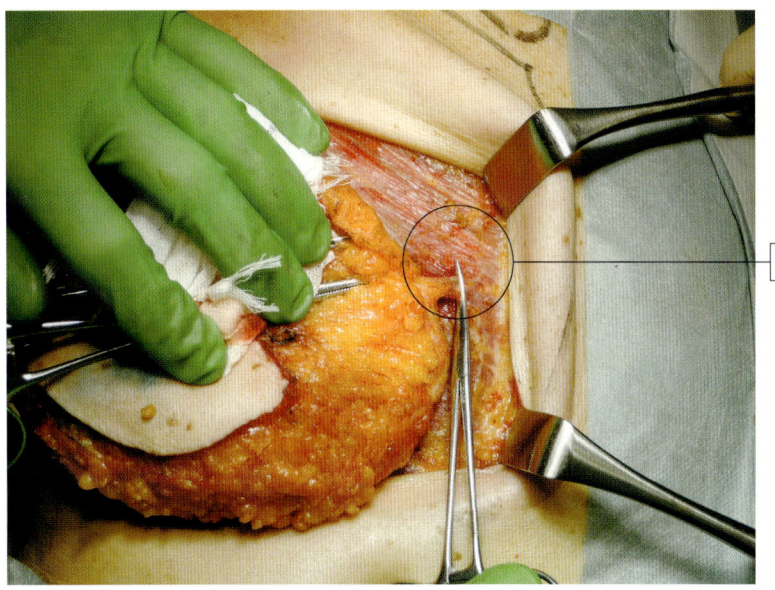

（図中ラベル：大胸筋から乳房内へ立ち上がる細い血管を電気メスにて結紮または切離する／大胸筋）

図11 内胸動静脈穿通枝の結紮
内胸動静脈穿通枝は十分に露出し，結紮切離する．

（図中ラベル：内胸動脈静脈穿通枝）

- 正中付近では皮弁作成時露出しておいた，厚く白く光る筋膜である腹直筋鞘前葉を温存する．前葉の外側から肋骨弓に付着する外腹斜筋が出現するが，乳房下溝線のやや尾側付近でその筋膜も切除して，乳房を大胸筋外側縁で翻転する．
- 腫瘍直下では腫瘍の大胸筋浸潤がないか常に意識しながら剥離をすすめ，もし疑われるなら電気メスにてその部分の大胸筋部分切除を行う．術後放射線照射に備えて，チタン製clipを留置することもある．

側胸壁の処理

- 大胸筋前面から翻転した乳房切除検体をさらに外側に向かい筋膜切除を続ける．腋窩郭清を伴う場合には，大胸筋外側縁を尾側から筋鈎で内側に軽く牽引，大胸筋外側縁を回り込むように剥離を続けると小胸筋が現れる．小胸筋外側縁ぎりぎりで頭側に向かい剥離をするが，多くは外側胸静脈の

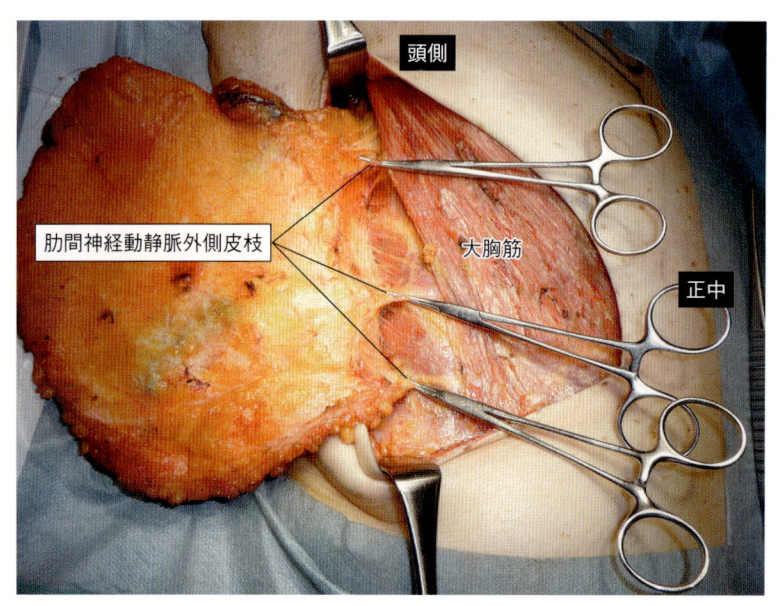

図12 肋間神経動静脈外側皮枝の同定結紮

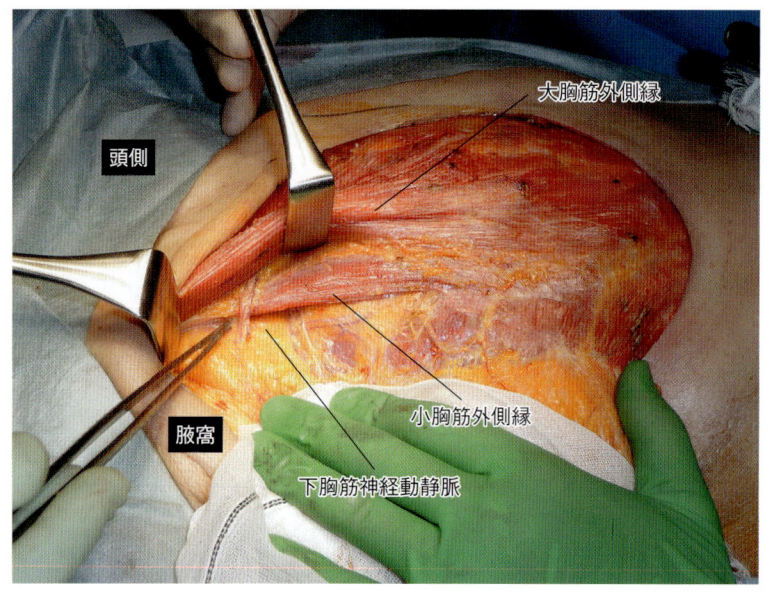

図13 下胸筋神経動静脈の温存
腋窩郭清省略時は小胸筋，下胸筋神経動静脈は露出させる必要はない．

分枝が小胸筋外側縁に沿って存在するため，これは郭清組織として落としておく．
- 乳腺の外側1/3は前鋸筋に乗っているため，乳腺組織の存在する範囲の直下の前鋸筋筋膜は切除すべきである．小胸筋外側縁，前鋸筋肋骨付着部の肋間から肋間神経動静脈外側皮枝が出るため，これを確実に結紮切離する．止血不十分だとここが後出血の原因となる（図12）．
- 大胸筋外側縁の第二，三肋間付近を筋鉤でめくると下胸筋神経動静脈が出現する．これの腋窩に向かう枝を切離し本幹末梢は大胸筋に入るので温存する．さらに大小胸筋外側縁の頭側を露出し，下胸筋神経動静脈を中枢側に可及的に温存すると，深胸筋膜を切開することになり，柔らかい腋窩脂肪織が開け腋窩静脈が現れる（図13）．ここから先が腋窩郭清となるため，乳房切除は終了となる．

4 腋窩郭清を伴わない場合の乳房切除術

- 単純乳房切除術の場合は，外側皮弁の作成，側胸壁の処理に違いがあるがそれまでは前述の手術手順でよい．最近ではセンチネルリンパ節生検に伴う乳房切除術が増えているが，一般的にはセンチネルリンパ節生検に対して腋窩に別の皮切を加える必要はない．腋窩側の頭側皮弁形成を最初に行ない，目的の場所で腋窩脂肪を横切開してリンパ節を見つける．

外側皮弁の作成

- センチネルリンパ節生検もしくは単純乳房切除術のみの場合，基本的に広背筋前縁 red line 全体を露出する必要はない．その手前で前―中腋窩線付近まで皮弁を作成したら，側胸部第六肋骨付近で電気メスの向きをかえ胸壁に向けて立てるようにし，前鋸筋前面を頭側に向かい切離をすすめ第三，四肋骨付近まで切り上げておく．

側胸壁の処理

- 腋窩郭清を伴わない場合は，乳房を上述のように大胸筋前面の処理を行い，乳房を大胸筋外側縁で翻転させたあと，小胸筋外側縁を出さないようにしながら，外側皮弁形成で露出しておいた前鋸筋前面へとつなげそのまま頭側へ切り上げてゆく．肋間神経動静脈外側皮枝は確実に処理する．
- 下胸筋神経動静脈は露出することはしない．腋窩尾側から外側胸動静脈の分枝が切除乳腺に入るためこれを切離して，外側胸壁から検体である乳房を摘出する．図14に郭清の有無による外側皮弁・側胸壁処理の違いを示す．

5 止血確認とドレナージ

- 乳房切除術では剥離面積が大きく，細かい血管が多数存在するため丹念な観察と止血が必要である．皮弁側の止血で電気メスを使用する場合には熱傷に十分注意が必要である．大胸筋線維間からの出血が簡単に電気メスで止まらない場合にはZ縫合や刺通結紮にて止血し，過度に筋肉を焼灼しない．特に術後出血で多い部位は，内側（穿通枝領域）と側胸壁から出る肋間動静脈外側皮枝からであり注意する．
- 通常は乳房切除術での出血は50mL以下と思われる．温生食洗浄は施行してもよいが，通常は必要ない．尾側の皮弁を貫いて吸引式ドレーンを2本，腋窩と前胸部皮下に留置する．
- 皮弁の全体の皮膚色調をよく観察する．電気メスによる熱傷や筋鉤による皮切縁のダメージが強い場合には創縁皮膚をトリミングする．皮膚は3-0吸収糸で大まかに数ヵ所寄せるように縫合し，あとは4-0モノフィラメント吸収糸にて連続埋没縫合して終了する．

6 局所進行乳癌に対する乳癌切除術

大胸筋浸潤を認める症例に対する対処

- かつての原発性乳癌の標準術式は，大小両胸筋を合併切除する定型的乳房切除術であった．しかしながら，1970〜1980年代に行われた大規模ランダム化比較試験[2,3]において両胸筋合併切除の生存率に対する意義は見出されなかった．その結果を踏まえて，現在の乳房切除術の標準として両胸筋は

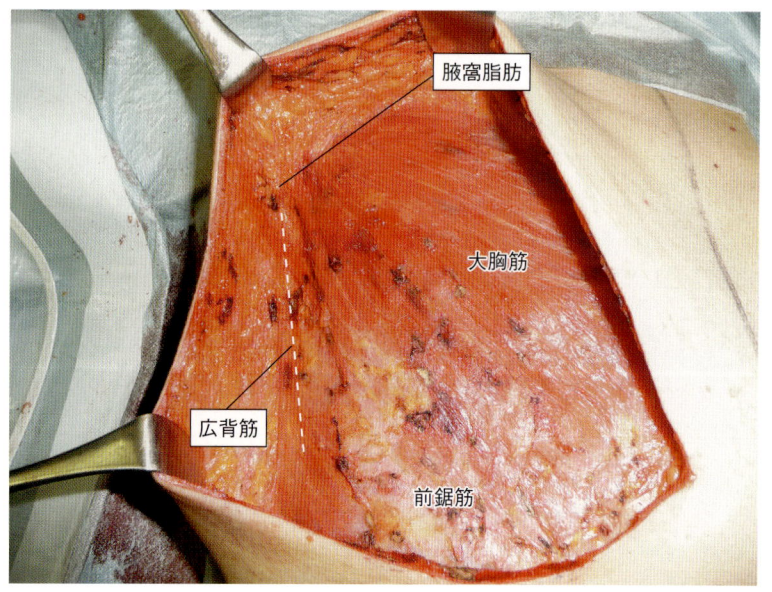

a 郭清なし

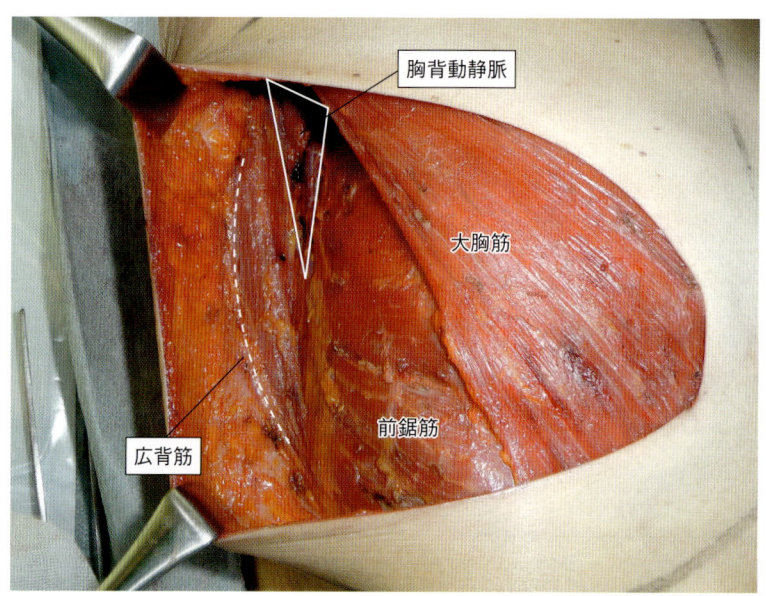

b 郭清あり

図14 外側皮弁・側胸壁処理の違い
a 郭清なし：広背筋前縁がわずかに露出しているが，胸壁とは剥離されていない．腋窩に脂肪が残る．
b 郭清あり：広背筋と胸壁の間が剥離され広背筋前縁が頭側まで露出し腋窩が解放されている．

温存するようになった．
- 大胸筋へ浸潤を認める症例は局所進行癌であることが多く（cT4には分類されない点に注意！大小胸筋は胸壁には分類されない），その場合，術前化学療法の対象となる．その上で，術前の検索で遠隔転移を認めなければ，局所手術の適応になる．上述したように，拡大手術をする意義は局所制御の観点からは期待できない．そのため，必要かつ十分に，つまりある程度の断端の余裕をもった病理学的陰性を得られるように大胸筋を合併切除するべきである．具体的には乳房を大胸筋膜とともに切除する流れで腫瘍に近づき，術前画像所見と実際の肉眼所見，また術者の手の感触を頼りに必要かつ十分な範囲の筋層を電気メスで焼灼止血しながら切離していく．リガシュアなどのシーリングデバイスを用いるのもよい（図15）．その際，腫瘍を露出させないように十分に留意する．筋層は原則全層

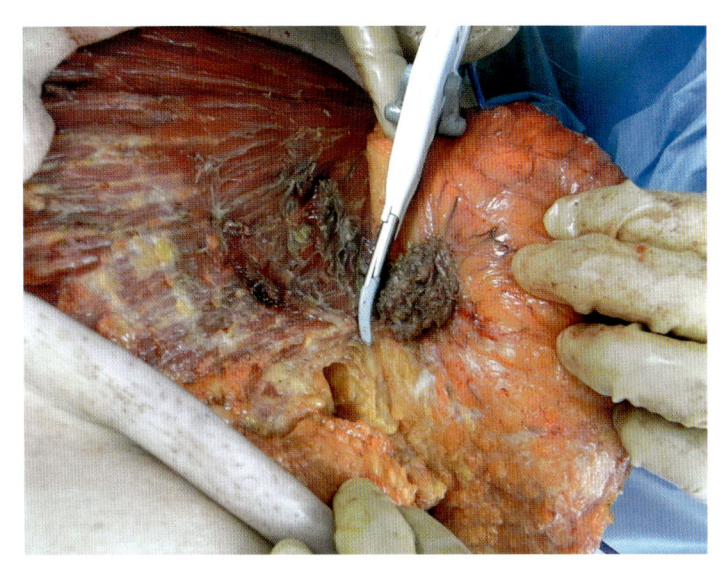

図15　大胸筋に浸潤した腫瘍を切離していく
必要かつ十分な切離断端を確保して筋層合併切除をしていく．病巣の露出を
しないよう操作には十分留意する．

切除となる．皮膚欠損が広範囲となると予想される症例にはあらかじめ全層皮膚移植の準備をしておく．また，筋層・皮下組織の広範囲欠損が予想される症例においては，広背筋皮弁などの有茎皮弁を用いることで術後欠損部位を補強することが出来る．広範囲浸潤している症例に対しても同様に対処していくが，筋層切離があまりに広範囲になる場合は胸筋合併切除を選択する方が自然である．

胸壁浸潤を認める症例に対する対処

- 胸壁浸潤を認める乳癌はcT4aに分類される．遠隔転移が認めなれなければ，標準的には術前化学療法が選択されることとなる．抗腫瘍効果が十分に得られ，腫瘍の胸壁浸潤が消失した場合には通常通りの筋膜レベルでの乳房切除を行えばよいが，胸壁浸潤が残る症例においては放射線治療あるいは胸壁合併切除が選択される．胸壁浸潤での胸壁合併切除での生存率改善は不明確ではあるが，局所コントロールとしてR0を目指した手術としては放射線治療に先行して十分選択肢として考慮されるべき術式であると考える．その理由としては腫瘍が深く浸潤している場合でも胸壁を全層で切除することで完全切除が可能であり，水平方向の外科的マージンも取りやすく，その手技自体も比較的容易なことがある．また，胸壁欠損が多少大きくてもパッチで再建すれば術後合併症を予防でき，特別な術後管理も不要であり，患者のQOLも術後の疼痛コントロールさえしっかり行えば低下することはない．

- 水平方向の外科的マージンがどれくらい必要か，という点に関してはエビデンスをもった明確な基準はないものの，当院は通常2〜3cm程度は確保するようにしている．乳癌が局所再発するのは通常第3肋骨以下のレベルでしかも前方部分であり，肋骨の処理やマージンの確保が比較的容易な場所である．本項では第4肋骨上に病巣の中心があった場合を例にとって手術手順・手技を解説する．

- 全身麻酔下に仰臥位にて手術を開始する．腫瘍の大きさにもよるが，外科的マージンを考慮すると第4肋骨のほかに上下1肋骨，すなわち第3, 5肋骨を合併切除することが多い．通常は上下の肋間筋も合併切除するため，切除範囲は図16のようになる．電気メスにて骨膜上に2cm以上のマージンを確保した切除範囲をマーキングし切除操作に移る．切除は下位肋骨から上方に向かって行う．まず第6肋骨上縁で第5肋間筋を電気メスにて切離したのち，第5肋骨の前方・後方をそれぞれ約1cm

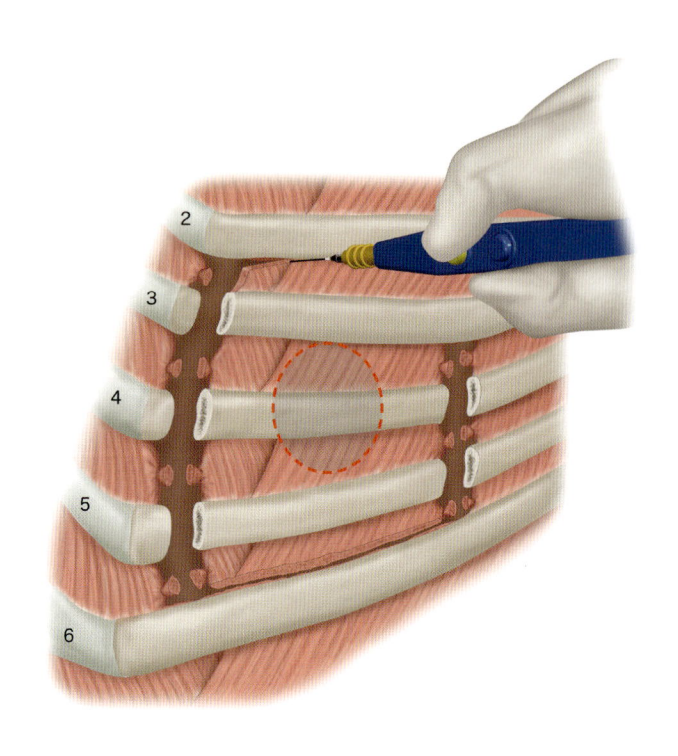

図16　胸壁の切離
十分なマージンが確保できるよう肋骨切離範囲を決定する．肋骨下縁を走行する肋間動静脈を損傷しないように結紮処理していく．

　マージンをさらに余分にとるようにして分節状に切除する．この方が単に肋骨を切断するよりも次の肋間動静脈の結紮処理が容易である．肋骨下縁を走行する肋間動静脈，神経は前方，後方とも肋間筋と共にまとめて結紮・切離する．同様に第4→3→2肋間の順に処理を行い，第2肋間筋を第2肋骨下縁から切離して手技を終了する（図16）．一般に胸壁欠損部が10×10cmを超える場合にはGore-Tex®などの人工材料のパッチによる骨性胸壁の再建を行うのがよいとされているが，形成外科による軟部組織の再建を行う場合には，もっと大きな胸壁欠損でもパッチによる骨性胸壁の再建は必要ないことが多いし，感染のリスクを考え，極力人工物の使用は控える．

7　皮膚温存乳房切除術と乳頭温存乳房切除術

　近年，乳房再建用エキスパンダー・インプラントの保険適用が認可されたこともあり，乳房再建を前提とした乳房切除術が施行される機会が増えてきている．
　第17版乳癌取扱い規約より新たに記載されている「乳房皮膚を温存する皮膚温存乳房切除術」〔Skin Sparing Mastectomy：Bt（SSM）〕と「乳房皮膚と乳頭乳輪を温存する乳頭温存乳房切除術」〔Nipple Sparing Mastectomy：Bt（NSM）〕について解説する．

■適　応
- 皮膚温存乳房切除術は臨床的に腫瘍が皮膚に近接しておらず，皮膚切除を必要としない（皮弁作成時に腫瘍が露出しない）症例が適応となる．乳頭温存乳房切除術は，皮膚切除を必要としないことに加え乳頭内への腫瘍の進展を認めない症例が適応となる．いずれも局所再発のリスクの少ない症例が適応となる．

■皮膚切開のデザイン
皮膚温存乳房切除術
- 立位にて，手術前に両側の乳房下溝線（inframammary fold）を皮膚ペンでマーキングしておく．マンモグラフィにて乳房下溝線より下方に乳腺組織を認める場合は，その乳腺組織の切除を行う必要が

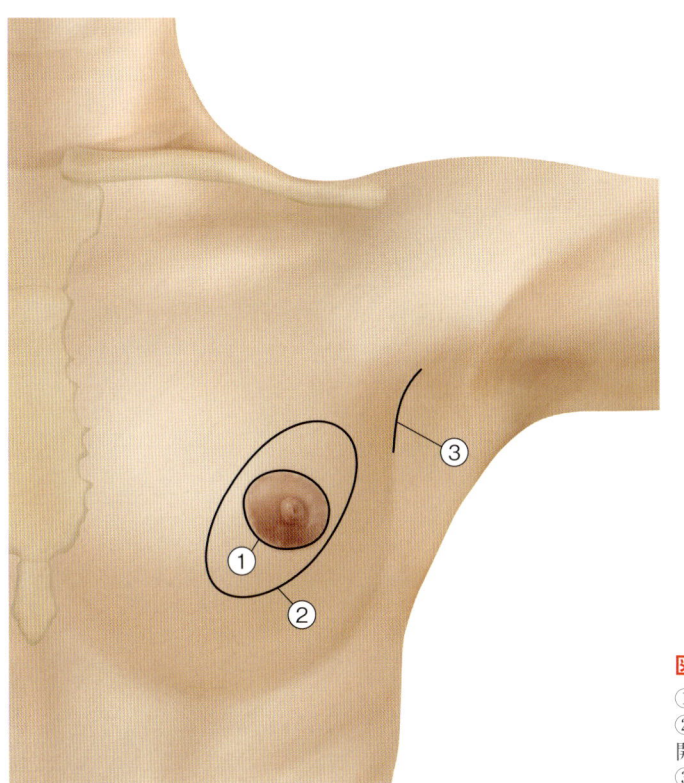

図17　皮膚切開のデザイン（皮膚温存乳房切除術）
①乳輪に沿った円形の皮膚切開線
②乳輪を中心とした外上方から内下方への紡錘形の皮膚切開線
③腋窩操作が必要な場合の皮膚切開線

あるため，乳房再建時には整容上重要である乳房下溝線の形成が必要となる．
- 乳輪に沿った円形の皮膚切開または，ドッグイアを予防するための乳輪を中心とした外上方から内下方への紡錘形の皮膚切開をデザインする．腋窩操作が必要な場合は，腋窩に別の皮膚切開が必要となる（図17）．

乳頭温存乳房切除術
- 皮膚温存乳房切除術と同様に，手術前に両側乳房下溝線のマーキングを行う．
- 中腋窩線から乳房下縁に至るS状の皮膚切開線をデザインする．乳房切除だけでなく，センチネルリンパ節生検も同じ皮膚切開より行うことが可能である．また，乳房内側の皮弁作成時に操作が困難になると予測される症例に対しては，乳輪内側縁に1/4〜1/2周の皮膚切開線を追加してデザインする（図18）．

> **POINT▶ 乳頭乳輪を温存する際の注意点**
> 乳房内側の皮弁作成時に，乳輪内側の皮膚切開を追加することで視野は良好となり，操作も容易となるため，適宜乳輪切開を追加する場合がある．しかし，乳輪切開を追加した場合，無理に皮膚を引っ張ると過度の圧が乳頭乳輪にかかって乳頭乳輪の色調不良，乳頭壊死を起こす危険性があるため，注意を要する．

皮膚切開・皮弁作成

皮膚温存乳房切除術
- 予定皮膚切開線より，生理食塩水で100万倍希釈したエピネフリンを皮弁作成予定部位の皮下に注入する．十分な量を注射することで後の皮弁作成が容易となる．
- 皮膚切開予定線に沿って円刃メスを用いて皮膚切開を行い，皮下脂肪を電気メスで切開する．
- 皮膚創縁に三鋭鈎鉗子で把持するための取っ掛かり部分となる1〜2mm程度の皮弁を作成し，三鋭

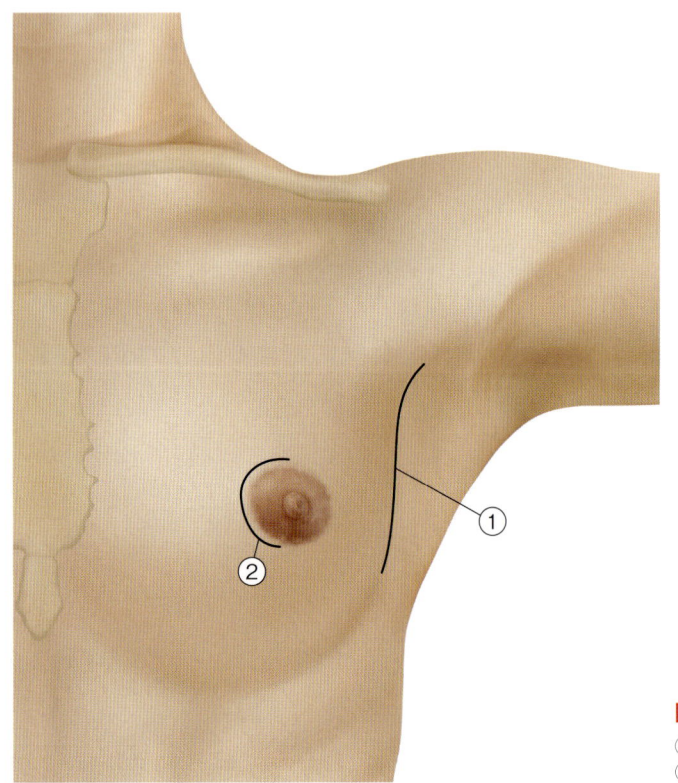

図18 皮膚切開のデザイン（乳頭温存乳房切除術）
①中腋窩線から乳房下縁に至るS状の皮膚切開線
②乳輪内側縁の皮膚切開線

鈎鉗子で皮膚を把持，挙上する．乳腺はガーゼで下方手前に引きながら，電気メスで通常の乳房切除術と同様に皮弁を作成する．皮弁作成が奥に進むに伴い，三鋭鈎鉗子から筋鈎へ変更する．ライトガイド付きレトラクター（図19）を使用すると視野はきわめて良好となる．乳輪に沿った円形の皮膚切開線，乳輪を中心とした外上方から内下方への紡錘形の皮膚切開線から全周性に中央から末梢に向けて皮弁作成を行う（図20）．

乳頭温存乳房切除術

- 皮膚温存乳房切除術と同様に100万倍希釈エピネフリンを皮弁作成予定部位の皮下に注入する．皮膚切開予定線に沿って円刃メスを用いて皮膚切開を行い，皮下脂肪を電気メスで切開する．
- 中腋窩線から乳房下縁に至るS状の皮膚切開線に三鋭鈎鉗子で把持するための取っ掛かり部分を作成後に，三鋭鈎鉗子で皮膚を把持，挙上しながら，乳腺はガーゼあるいは鉗子で手前下方に牽引しながら，電気メスで皮弁を作成する．皮弁の厚さは3～5mm程度と通常の乳房切除術と同様に行う．乳輪内側縁に皮膚切開を追加しない場合は，ライトガイド付きレトラクターが視野の確保に役立つ．乳輪内側縁に皮膚切開を加えた場合は，乳輪切開部より皮弁を作成し，内側の大胸筋前面に至る（図21）．
- 乳頭乳輪部分は乳輪下の血管網を温存するため，皮下脂肪をやや厚めに皮弁を作成する．助手に乳頭を把持，牽引させながら切離を行うと安全かつ容易に行なえる．また，乳頭方向への乳管内進展を確認するために乳頭直下の切除断端を迅速病理に提出する（図22）．乳頭方向への癌の進展を認めた場合には乳頭乳輪を切除し，皮膚温存乳房切除術とする．

筋膜剥離と乳房切除

皮膚温存乳房切除術

- 乳輪に沿った円形の皮膚切開の場合は視野が狭いため，腋窩の皮膚切開を利用する．また，乳腺を

第6章 乳房切除術

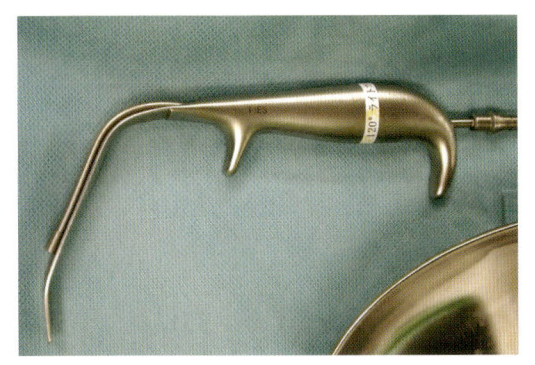

図19 ライトガイド付きレトラクター
主に皮弁作成時に使用．視野の確保に有用である．

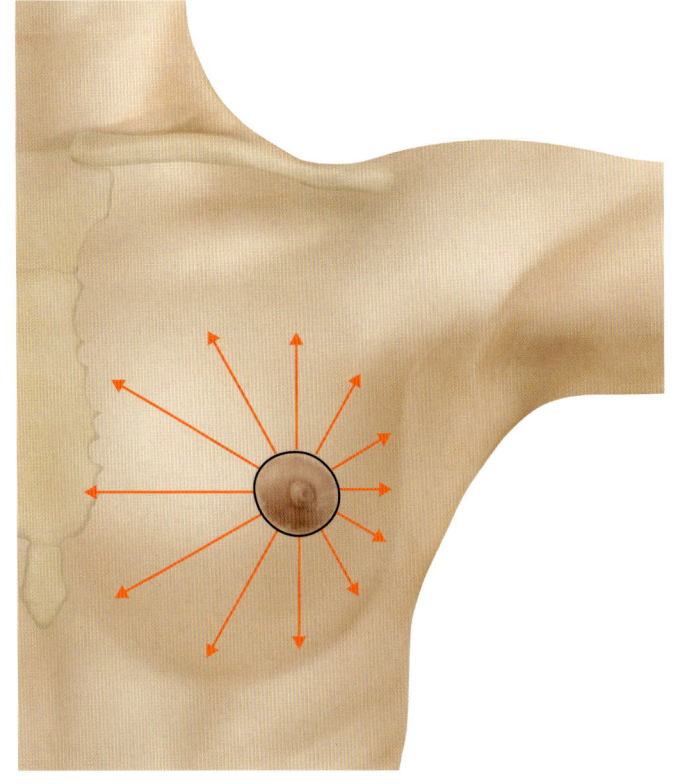

図20 皮弁作成（皮膚温存乳房切除術）
乳輪に沿った円形の皮膚切開線，乳輪を中心とした外上方から内下方への紡錘形の皮膚切開線から全周性に中央から末梢に向けて皮弁作成を行う．

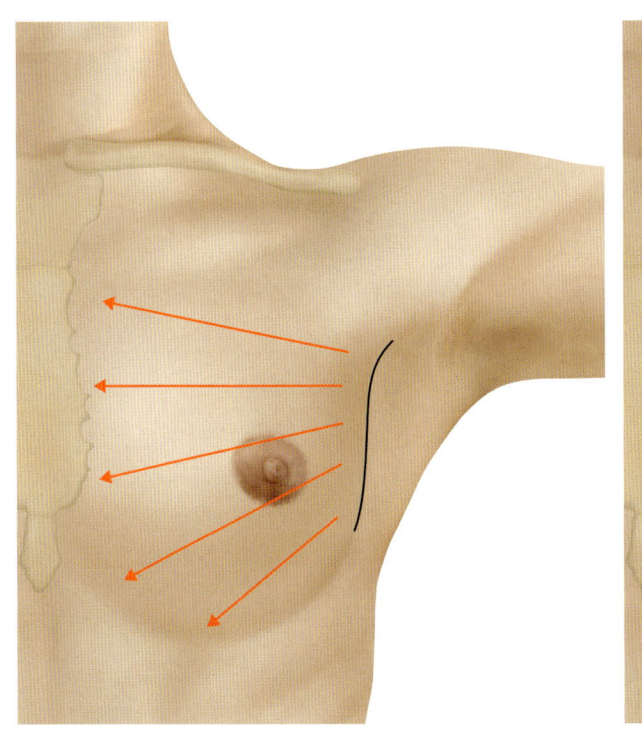

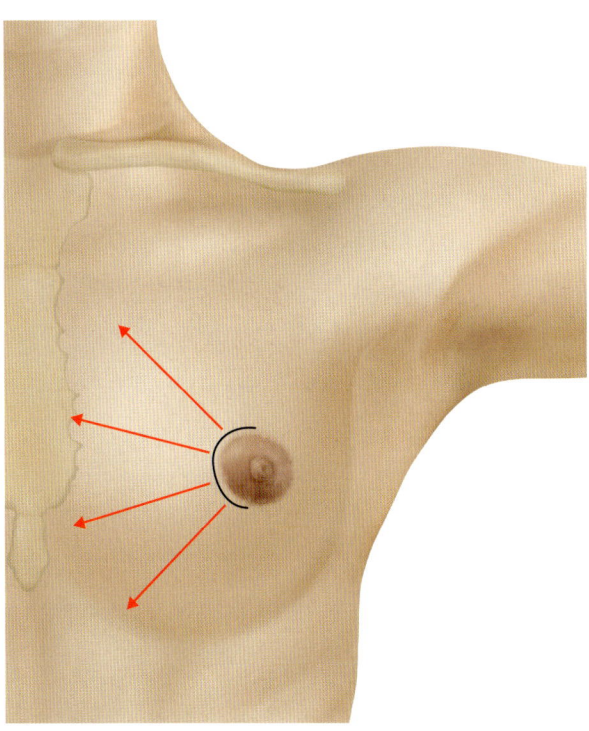

図21 皮弁作成（乳頭温存乳房切除術）
中腋窩線から乳房下縁に至るS状の皮膚切開線から乳頭側，内側に向けて皮弁を作成する．また，乳房内側は乳輪皮膚切開部より内側に向けて皮弁を作成すると容易である．

65

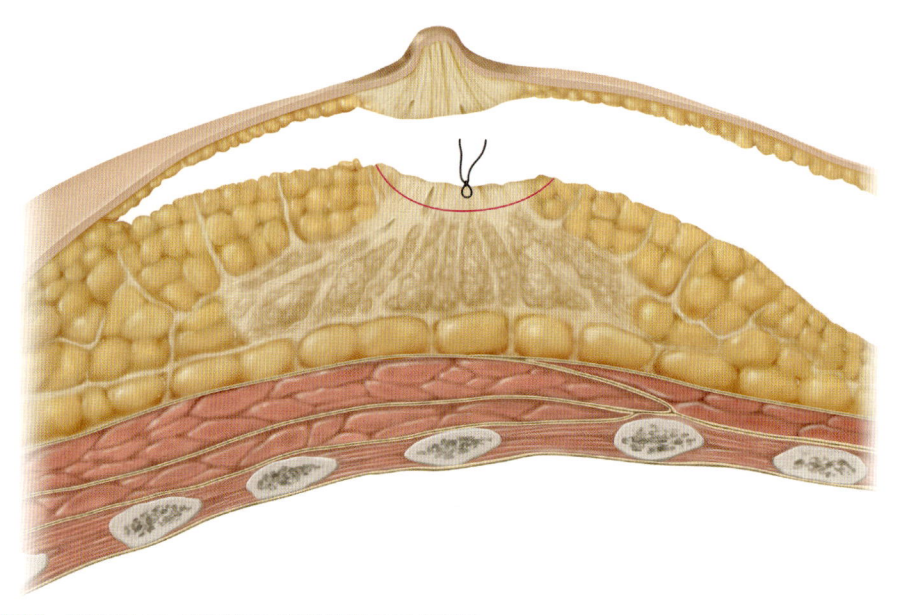

図22　乳頭直下の切除断端の迅速病理検査の実際
乳頭直下の切除断端に絹糸でマーキングを行い，絹糸を優しく牽引しながら乳腺を切離し，真の断端からやや離れた面の迅速病理を行っている．

取り出す必要があるため，腋窩の皮膚切開は適宜下方へ延長する必要がある．腋窩の皮膚切開創を展開し，乳腺外縁から大胸筋の前面に至り，後述の乳頭温存乳房切除と同様に乳腺外縁から筋膜剥離と乳房切除を行う．
- 乳輪を中心とした外上方から内下方への紡錘形の皮膚切開の場合は視野が広いため，皮弁作成に続いて，乳腺上縁から大胸筋前面に到達した後，乳腺組織を手前に牽引しながら筋線維に沿って大胸筋膜を乳腺組織側につけるように剥離することが出来る．胸筋からの血管を結紮あるいはバイポーラシザースにて止血しつつ下方へ向かい乳房切除を完了する．内胸動脈の穿通枝は結紮切離する．また，エキスパンダーを挿入する場合は，その固定に必要となるため，前鋸筋膜を適宜温存する．

乳頭温存乳房切除術
- 中腋窩線から乳房下縁に至るS状の皮膚切開創を展開し，乳腺外縁から大胸筋の前面に至る．乳腺組織を筋鈎等で挙上し，電気メス，またはバイポーラシザースにて大胸筋膜を切除する乳腺側につける様に外側から内側に向けて筋膜剥離を行う．
- 内胸動脈穿通枝の処理は，筋膜剥離を皮弁作成の前に行う場合は視野が不良で止血操作が困難なため，筋膜剥離と皮弁作成終了後に，十分な視野の元で処理した方が安全である．
- 乳房全体の皮弁作成，筋膜剥離が終了後，残存している乳房と大胸筋の付着部分を順次切離し，乳房切除を完了する．

皮弁・乳頭部の血流不全・壊死時の対応
- 皮弁や乳頭乳輪部の血流不全を疑った場合には直ちにプロスタンディン®軟膏を1日2回，血流不全の領域に直接塗布しガーゼで保護を行う．軟膏を直接塗布するため，持ち込みの感染には十分な注意が必要である．数日から1週間軟膏による処置を行い，壊死部が明瞭になってきた時点で壊死部の除去を検討する．

Side memo　内視鏡補助乳房切除術

　皮膚温存乳房切除術と乳頭温存乳房切除術は，内視鏡補助下で行うことにより，視野が確保され，手技が容易になる．ここでは，内視鏡補助下乳房切除術の概要を説明する．

　体位は患側を上げた斜め背臥位で患側上腕は固定せずに適宜，操作にあわせて変換できるようにする．立ち位置は，術者は患側，助手は患側で術者より患者頭側に立つ．基本的に二人で手術可能であるが，第二助手が手術に参加する場合は患者の健側でモニターの邪魔にならない場所に立つ．モニターは患者の健側（術者の対側）に配置する（図23）．

　皮弁作成時には，三鋭鉤とライトガイド付きレトラクター（図19）を，筋膜剥離時には血管採取用オプティカルレトラクター（図24）を主に使用する．いずれも再利用可能機器である．

　皮膚切開のデザインは前述の通りで，内視鏡補助下で行う主な手術操作は筋膜剥離である．皮膚温存乳房切除術では腋窩の皮膚切開部から，乳頭温存乳房切除術では中腋窩線から乳房下縁に至るS状の皮膚切開部から筋膜剥離を行う．通常のセンチネルリンパ節生検時の皮膚切開の位置では乳腺足側の筋膜剥離時に手元の操作が困難となることがある．そのため，内視鏡操作を容易にするため，皮膚切開の前に手元の操作のシミュレーションを行うことをお勧する．内視鏡補助下の場合，皮膚切開部は通常のセンチネルリンパ節生検の切開部よりやや足側となることが多い．また，手元の操作が困難なときは患肢の位置を変換して行うと操作が容易になる．

　筋膜剥離は，腋窩切開部より直視下で開始するが，大胸筋前面が確認できた時点で血管採取用オプティカルレトラクターを挿入し，内視鏡補助下にて電気メス，またはバイポーラシザースで筋膜剥離を押し切りあるいは挟み切りで行う．血管採取用オプティカルレトラクターは軽く上方奥へ持ち上げるようにし，電気メスやバイポーラシザースは血管採取用オプティカルレトラクターの下側で操作を行っている（図25）．

　皮弁作成は可能な限り直視下で行う．助手はライト付きレトラクターと三鋭鉤鉗子で皮膚を上方へ牽引，術者は乳腺を手指あるいは鉗子で手前下方に牽引しながら電気メスあるいはバイポーラシザースで皮弁作成を進める．ここでは，助手が皮膚を手前上方へ牽引し皮膚を平面化することで，術者が電気メスをまっすぐに進めることができ，容易に大胸筋の前面に到達することが出来る．

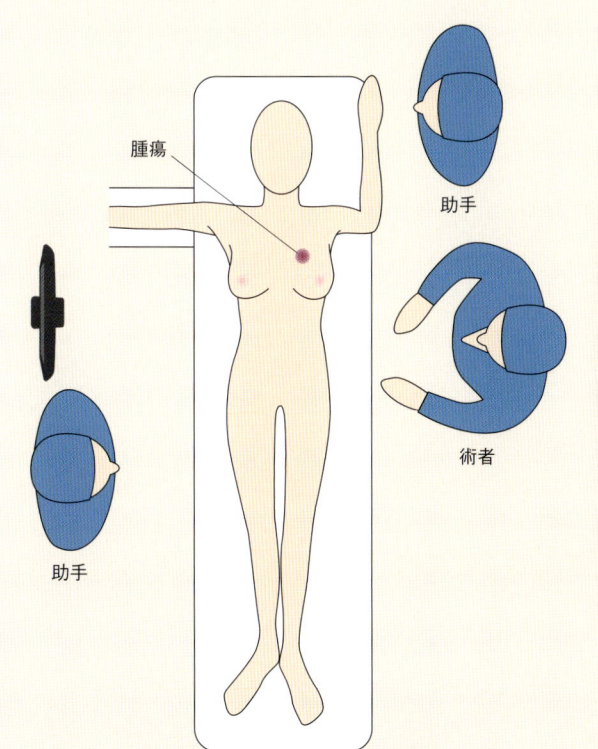

図23　手術室セットアップ（左乳癌手術時）

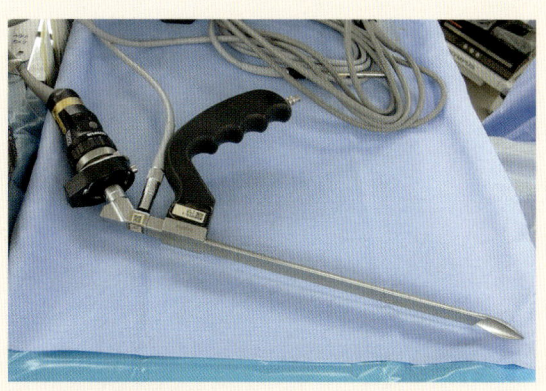

図24　血管採取用オプティカルレトラクター　ホプキンステレスコープ

直視下での皮弁作成が困難な場合は，助手は三鋭鉤鉗子から筋鉤へ変更し，術者はライトガイド付きレトラクターから血管採取用オプティカルレトラクターへと機器を変更し，内視鏡補助下にて皮弁作成を大胸筋前面まで行う．文面上は乳房切除完了となるが，実際は乳腺が部分的に大胸筋前面に付着している．腋窩の皮膚切開部より残存している付着部の切離を行い，乳房切除を完了する．その際，内胸動脈の穿通枝が確認された場合は適宜結紮切離を行う．切除された乳腺は腋窩の皮膚切開部より摘出する．

　内視鏡補助下手術は2002年に保険収載されてから，様々な手技の工夫，機器の改良が重ねられてきた．乳房再建術の増加に伴い，内視鏡補助下手術への期待も高まっており，内視鏡補助下手術のさらなる発展が望まれる．

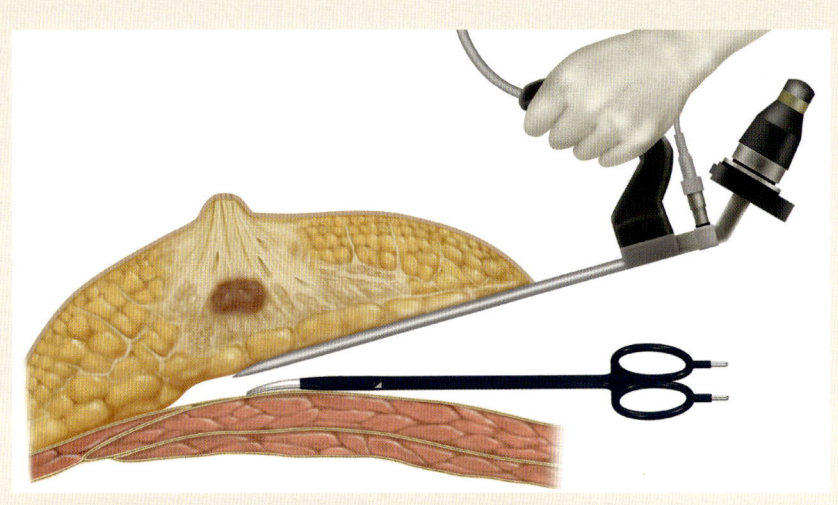

図25　筋膜剥離時の血管採取用オプティカルレトラクター操作
レトラクターは軽く上方奥へ持ち上げるようにし筋膜剥離部に適度のテンションをかけ，バイポーラシーザスも使用しながら剥離を行う．

（北條　隆）

（1〜5：和田徳昭，6：神保健二郎／渡辺俊一，7：髙山　伸，Side memo：北條　隆）

文献

1) Nakajima H, et al：Anatomical study of subcutaneous adipofascial tissue：a concept of the protective adipofascial system（PAFS）and lubricant adipofascial system（LAFS）. Scand J Plast Reconstr Surg Hand Surg, 38（5）：261-266, 2004.
2) Turner L, et al：Radical versus modified radical mastectomy for breast cancer. Ann R Coll Surg Eng, 63（4）：239-243, 1981.
3) Fisher B, et al：Twenty-five-year follow-up of a randomized trial comparing radical mastectomy, total mastectomy, and total mastectomy followed by irradiation. N Eng J Med, 347（8）：567-575, 2002.

第 7 章

腋窩リンパ節郭清術

- 早期乳癌に対するセンチネルリンパ節生検が標準化した今日においても，腋窩リンパ節郭清は腋窩リンパ節転移を認める症例においては必須である．局所進行乳癌を先行して手術する機会が少なくなったが，静脈の走行を中心に腋窩の解剖を理解し，基本的な腋窩リンパ節郭清の手技を完全に習得した上で，センチネルリンパ節生検や部分郭清，サンプリングなどより低侵襲な手技を実施することを心がけていただきたい．

1 腋窩の解剖とレベル分類

古典的な腋窩の解剖を熟知する

- 腋窩の解剖を図1に示す．腋窩の解剖の詳細に関しては佐藤達夫による詳細な論文を一読されることをお勧めする[1]．図2，3はHaagensenのリンパ節記載にも用いられたRouviéreの古典的な分類である．徹底した腋窩リンパ郭清が基本手技であった時代のものであるので参考にされたい．さらに本章中の郭清終了後の写真〔図27（p.84），図32（p.87）〕と対比していただきたい．

腋窩リンパ節のレベルと郭清範囲

- 腋窩リンパ節の領域はレベルⅠ：小胸筋の外側（腋窩静脈リンパ節），レベルⅡ：小胸筋の背側（胸筋下リンパ節），レベルⅢ：小胸筋の内側（鎖骨下リンパ節）に区別される（図4）．
- レベルⅠの腋窩リンパ郭清の範囲は以下のとおりである

  頭側 腋窩静脈の前面
  外側 広背筋前縁
  内側 小胸筋外縁 長胸神経が前鋸筋に入るところ
  尾側 胸背動静脈の広背筋と胸壁への分岐部まで

> **POINT** 静脈の走行をナビゲーターにする
>
> 腋窩郭清では，静脈に対する配慮が極めて重要である．それは，前/側方より進入した場合に静脈が一番浅い位置を取っていることで郭清のナビゲーターとなるからである．
> 静脈を基にした腋窩郭清のポイントを図5に示した．動脈，神経は基本的には静脈と伴走しており，前方より静脈の配置を取ることが多い．

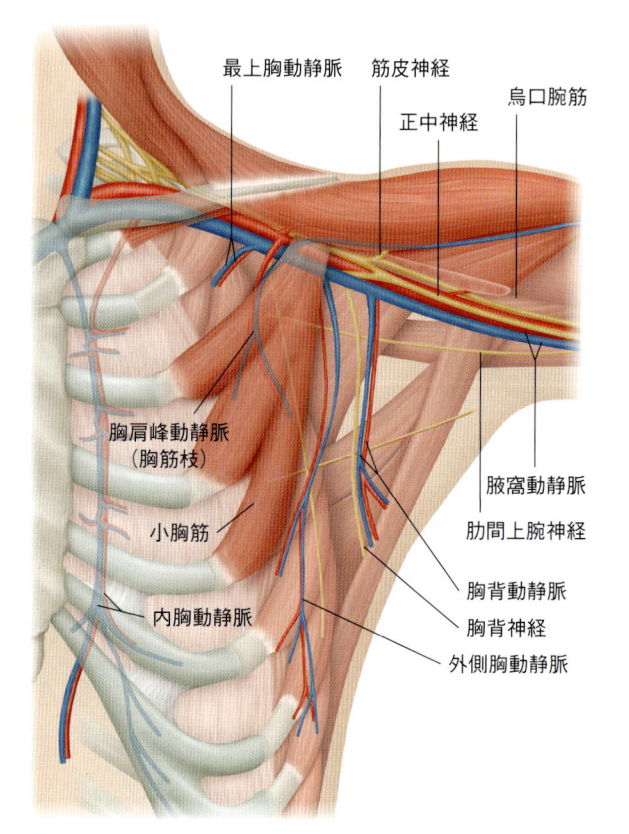

図1 腋窩の解剖

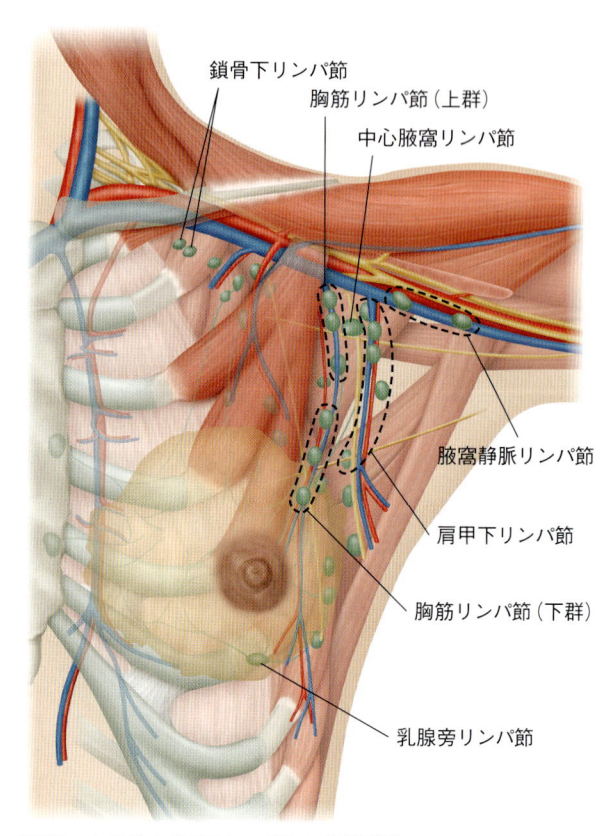

図2 古典的な腋窩リンパ節の解剖(1)

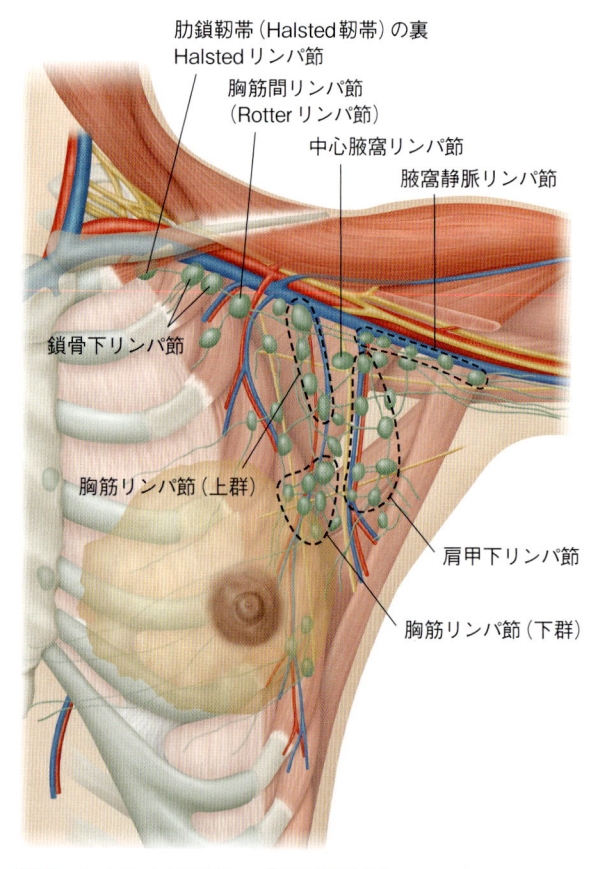

図3 古典的な腋窩リンパ節の解剖(2)

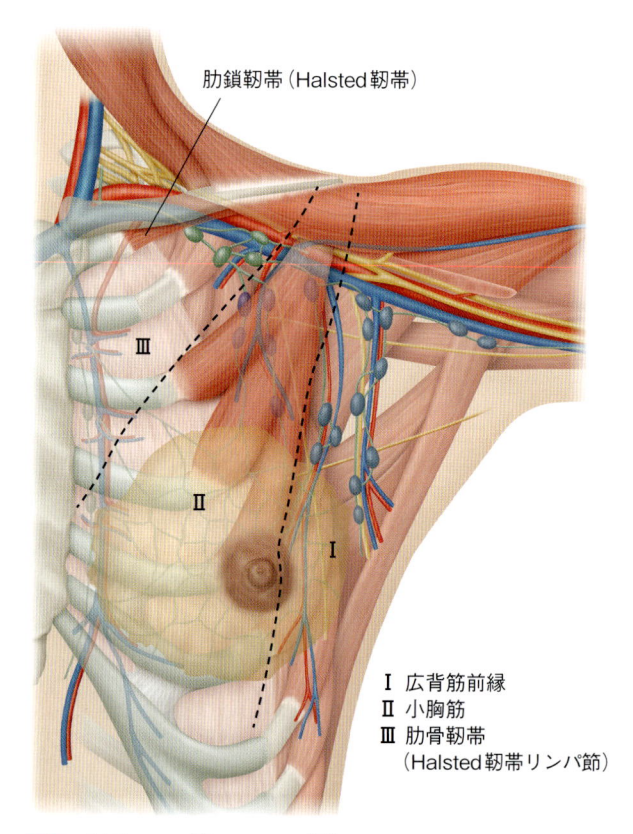

図4 腋窩リンパ節のレベル分類

Ⅰ 広背筋前縁
Ⅱ 小胸筋
Ⅲ 肋骨靭帯
　（Halsted靭帯リンパ節）

70

肩甲下筋膜の前側

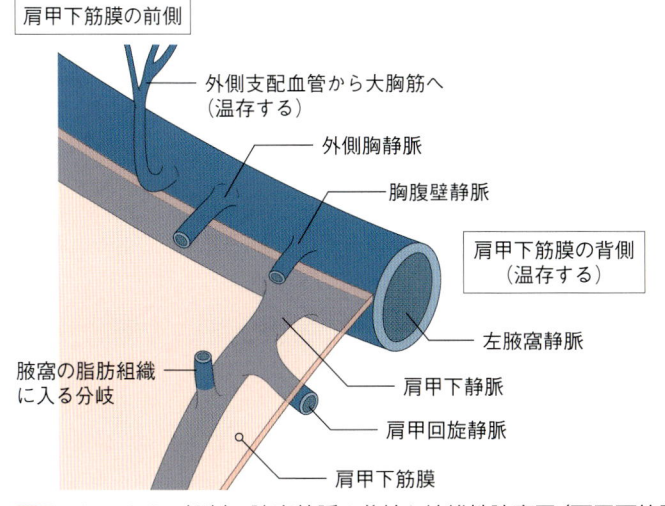

外側支配血管から大胸筋へ
（温存する）
外側胸静脈
胸腹壁静脈
肩甲下筋膜の背側
（温存する）
左腋窩静脈
腋窩の脂肪組織
に入る分岐
肩甲下静脈
肩甲回旋静脈
肩甲下筋膜

温存するもの	・長胸神経 ・胸背動静脈・神経 ・上・中間・下胸筋神経 　（上・中間はレベルⅡ以上） ・大胸筋外側支配血管 ・胸肩峰動静脈胸筋枝（レベルⅡ以上） ・肋間上腕神経（状況に応じて）
切除するもの	・外側胸動静脈 ・胸腹壁静脈 ・最上胸動静脈（レベルⅡ以上）

図5　レベルⅠの解剖：腋窩静脈の分岐と線維性腋窩弓（肩甲下筋膜）
腋窩の膜構造を意識し，静脈の走行ナビゲーターとして手術操作をすると出血も少なく効率もよい．

POINT▶ ランゲル筋

広背筋の前縁と大胸筋の外側縁との間には，結合組織の線維（線維性腋窩弓 fibrous axillary arch）が弓状に走って両筋を結んでいるが，数％の頻度でここに筋線維束（筋性腋窩弓 muscular axillary arch）がみられる．筋性腋窩弓の存在は，生体でも皮膚の上から認めることができる．この異常筋束を最初に記載したのは Ramsay（1795）であるが，Langer（1846）の広汎な研究以来，ランゲル筋 Langer's muscle と呼ばれるようになった．

2　腋窩リンパ節郭清の流れ

- 乳房切除術の場合，腹直筋前鞘から弧を描いて広背筋前縁にいたるルート1（腋窩外側操作）と大胸筋外縁→小胸筋外縁にいたるルート2（腋窩内側操作）を通して腋窩へ到達する（図6）．

ルート1：腋窩外側操作1

- 乳房切除術の場合は，腹直筋前鞘の露出から外側の皮弁作成の流れで，広背筋前縁の露出する（図7）．皮弁を徐々に厚くして広背筋前縁の尾側に到達するのだが，この際には術者は対側に立ち左手の"引き"で調節するのがコツである．乳房部分切除の際には，腋窩小切開創より同様に，解剖が粗な尾側にて広背筋前縁に到達するのが安全である．広背筋前縁を前鋸筋との間の粗な組織に切り込み，筋鉤を挿入し外側に牽引しながら頭側は郭清を進めてゆく（図8）．腋窩静脈の尾側にて筋膜を貫き，胸背静脈から腋窩脂肪に入る枝を結紮，切離する（図9）．

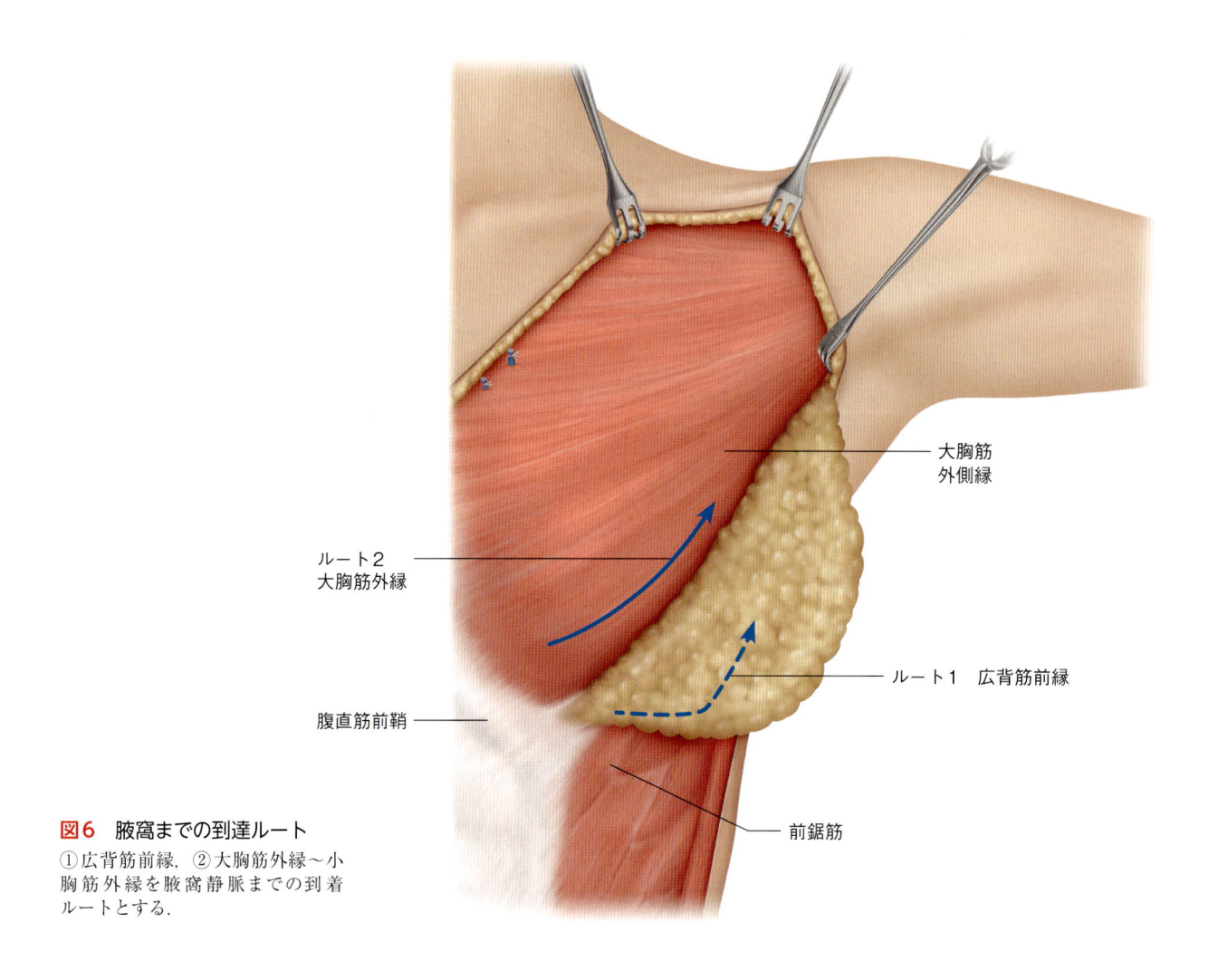

図6 腋窩までの到達ルート
①広背筋前縁，②大胸筋外縁〜小胸筋外縁を腋窩静脈までの到着ルートとする．

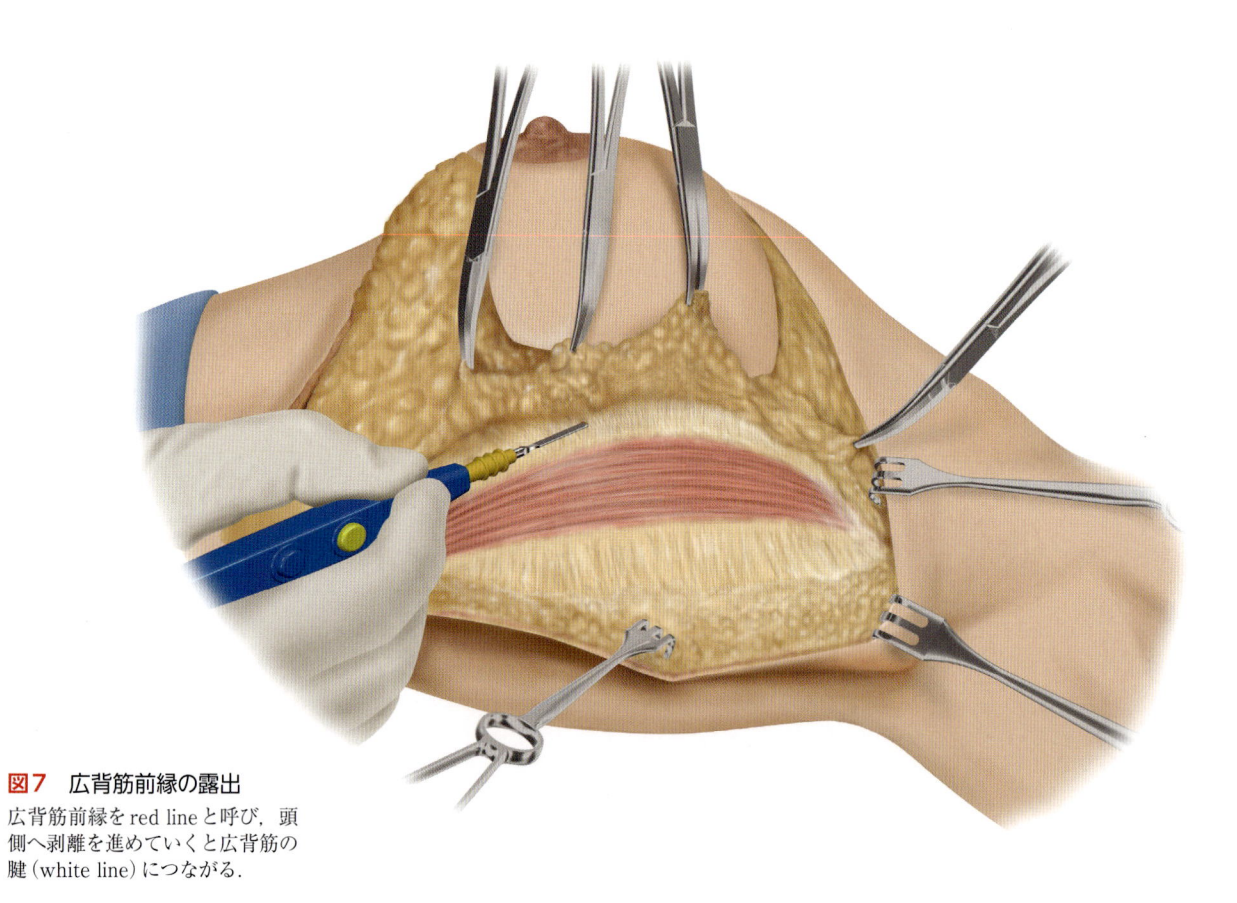

- 大胸筋外側縁
- ルート2 大胸筋外縁
- ルート1 広背筋前縁
- 腹直筋前鞘
- 前鋸筋

図7 広背筋前縁の露出
広背筋前縁を red line と呼び，頭側へ剥離を進めていくと広背筋の腱（white line）につながる．

第7章 腋窩リンパ節郭清術

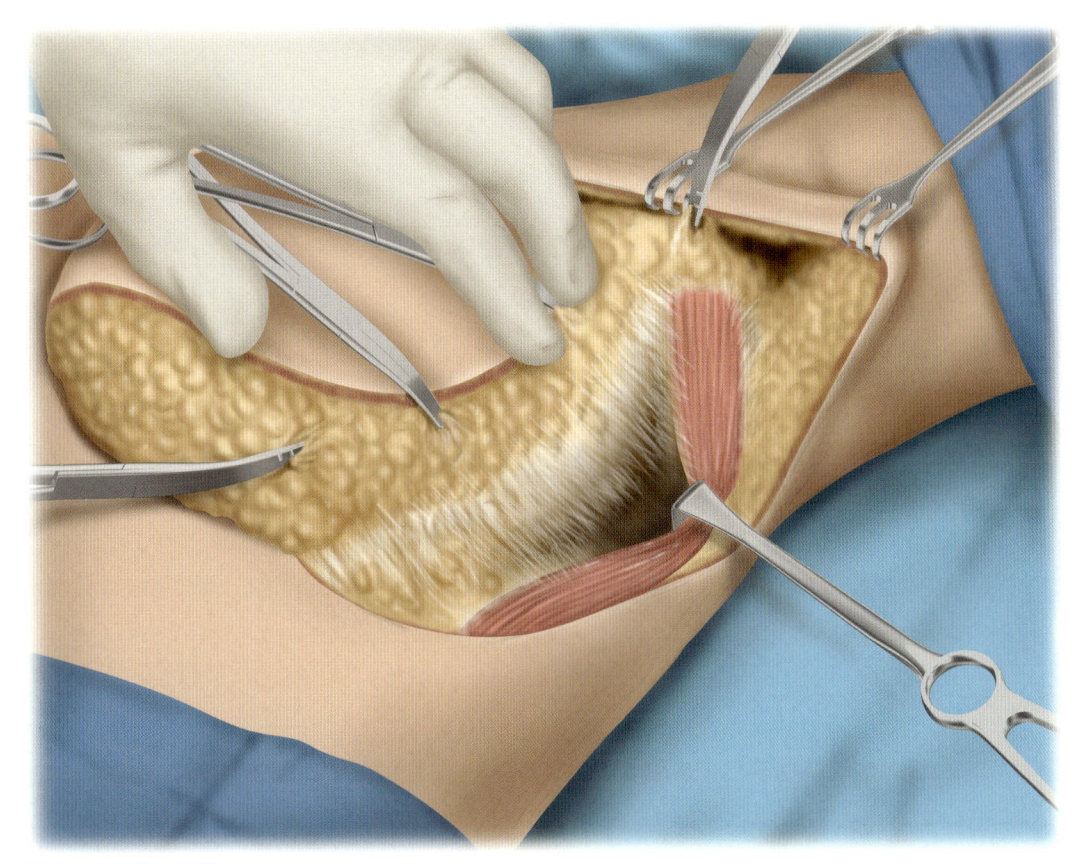

図8 広背筋の剥離
広背筋前縁から頭側〜内方に鈍的操作を加えつつ剥離を進める．

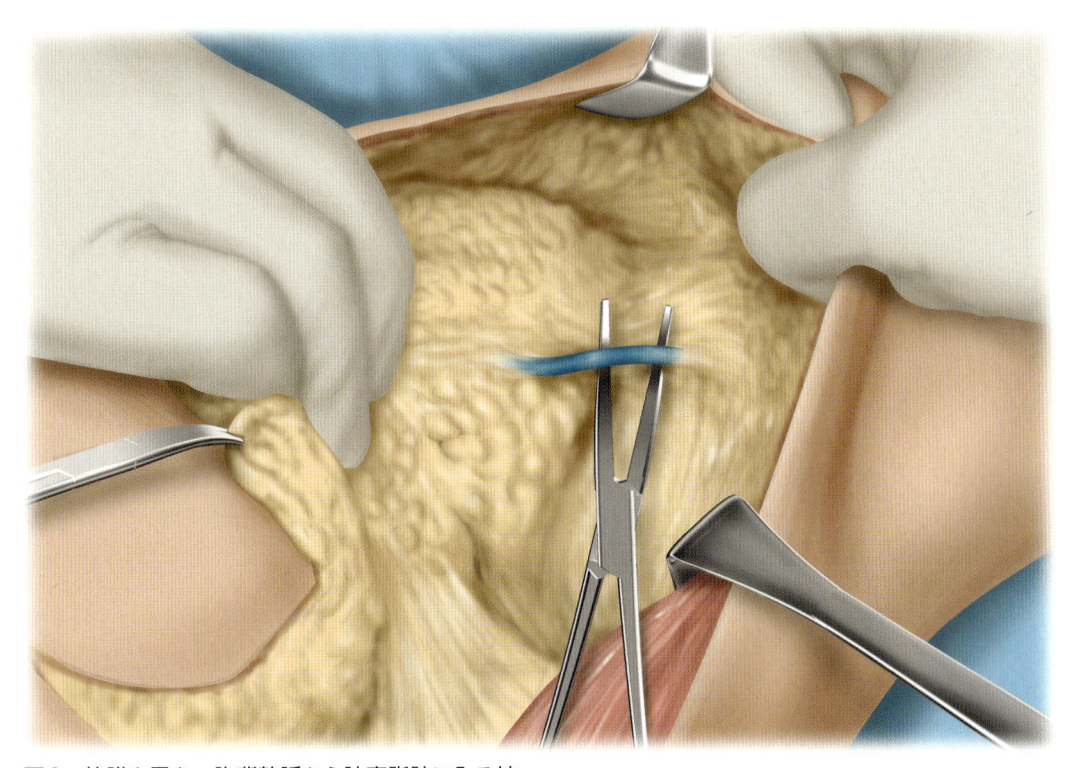

図9 筋膜を貫き，胸背静脈から腋窩脂肪に入る枝
胸背静脈より肩甲下筋膜を貫き，脂肪組織に入る枝を処理する．腋窩静脈の下縁は近い．

- 広背筋の腱であるwhite tendonに達しさらに頭側にたどっていくと，通常，大胸筋尾側1-2横指程度に腋窩血管，神経束（neuro-vascular bundle）が見えてくる．この部位は小児用Kelly鉗子を用い，2～3回に分けて集束結紮して処理をする．この部位（外側）の腋窩静脈の走行の分岐が異なるため，常に血管の走行を確認する．盲目的なKelly鉗子の使用は血管損傷につながる．

ルート1：腋窩外側操作2

- 腋窩静脈の外側下縁を確認し，広背筋を外側に牽引すると筋膜下に胸背動静脈，神経が確認できる．筋膜を切離，開放し胸腹壁静脈を結紮（図10），切離し（図11），胸背動静脈，神経を温存し（図12），腋窩静脈外側の郭清を進める．ここまでで，腋窩外側操作を終了し腋窩内側操作に移行する．

> **POINT▶ 肋間上腕神経の温存**
> 広背筋前縁を頭側に剥離を進めていくと，腋窩静脈の尾側1～2cmに肋間上腕神経およびこれに伴走する血管が確認できるが，神経は可及的に温存する．肋間上腕神経の温存により上腕内側の知覚障害は，多少軽減される．肋間上腕神経を確認したら神経鉤や血管テープなどで頭側に牽引すると以後の操作が容易である．

> **POINT▶ 腋窩小切開でも同様に**
> 内側操作（ルート2），外側操作（ルート1）の順番は手術の流れで変更される．腋窩小切開での郭清の場合やセンチネルリンパ節生検後に郭清に移行する場合には，内側操作が先行されることが多い．また，各ルートの途中より郭清の操作を展開することになる．

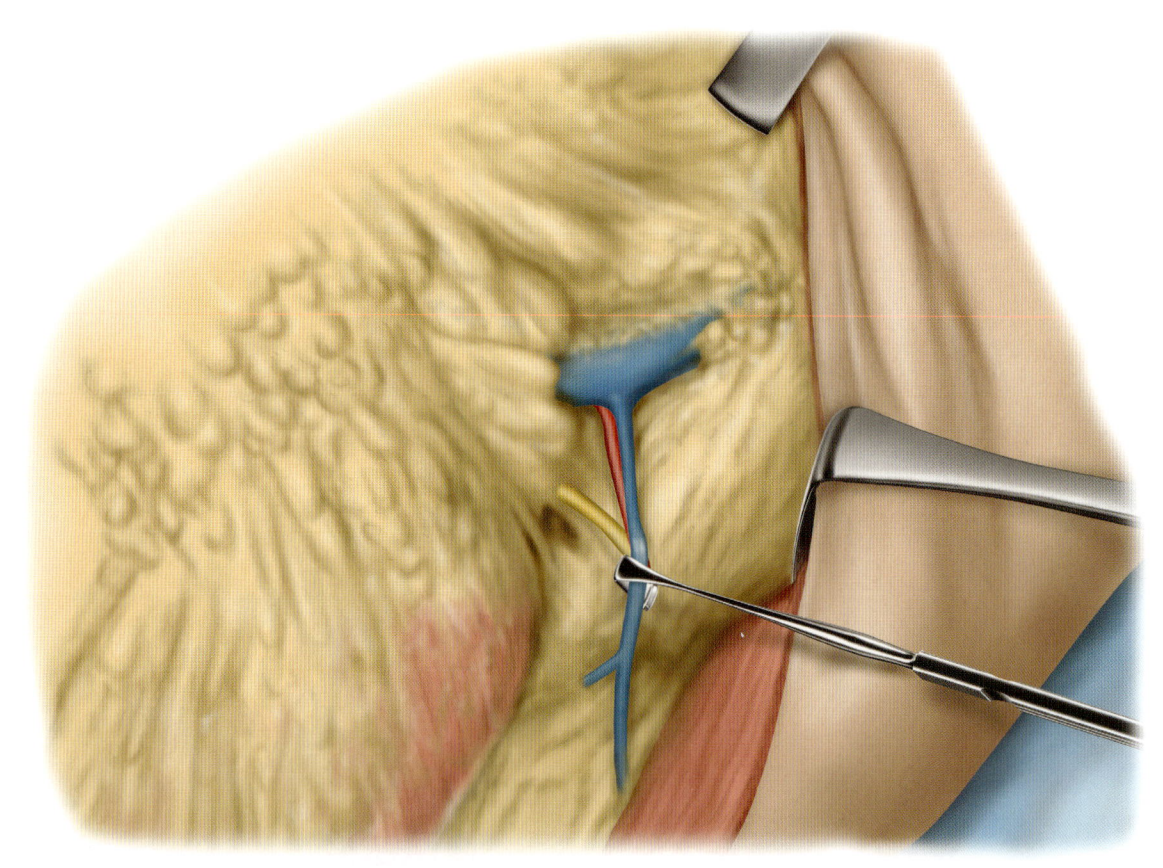

図10 肩甲下筋膜を解放し，胸背動静脈，神経の露出
胸背動静脈・神経を確認後，腋窩脂肪組織への枝を数本処理して剥離する．電気メスの使用は控える．神経は頭側で動静脈と離れて走行することが多いので注意を要する．

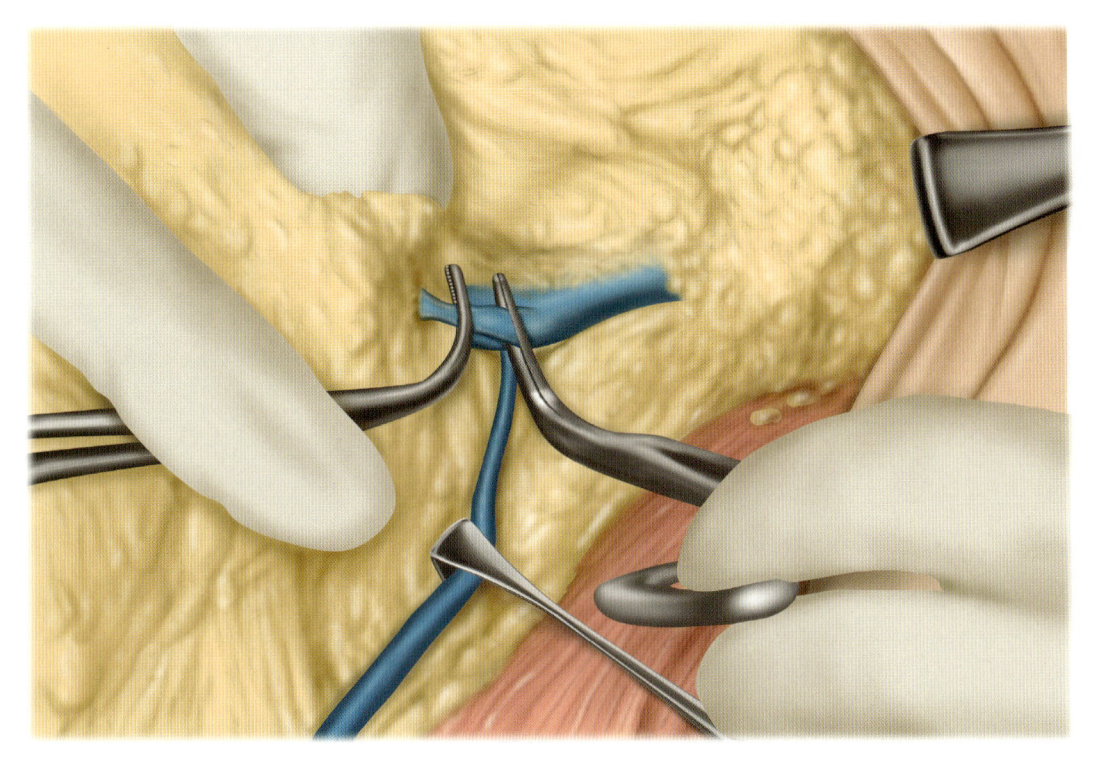

図11　胸腹壁静脈の切離
この部位で腋窩静脈より胸腹壁静脈と胸背静脈が分枝する．必ず背側に胸背静脈の走行を確認後に，胸腹壁静脈を処理する．

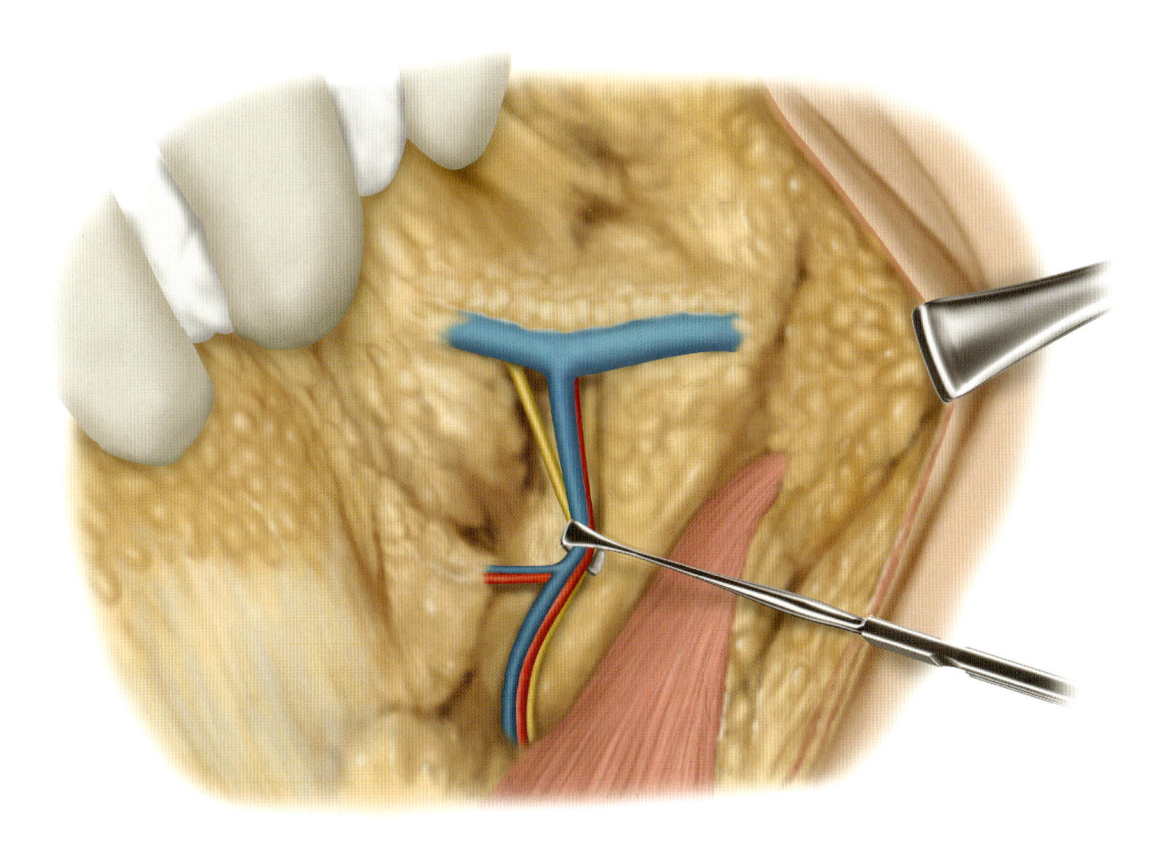

図12　胸背動静脈，神経の剥離と腋窩静脈外側の郭清
胸背神経は頭側では腋窩静脈と並走していることが多いので，これを腋窩静脈下縁まで十分に剥離した後に必ず3本をまとめて血管テープまたは神経鈎で牽引する．

ルート2：大胸筋外縁操作（大胸筋外縁から小胸筋外縁へ）

- 乳房切除術の場合には，乳房を反転させて尾側は腹直筋前鞘から大胸筋外縁に到達する（図13）．大胸筋外縁には血管が多数存在するので，結紮切離を繰り返す．大胸筋外縁からは，助手が大胸筋を牽引することにより小胸筋外縁に導かれ深筋膜に覆われた大胸筋外側支配血管が観察できる（図14）．

大胸筋外側支配血管と下胸筋神経の温存（レベルⅠ浅層郭清）

- 大胸筋外側支配血管は腋窩静脈に流入しており，胸筋枝を除く全ての枝を結紮，切離する（図15）．また伴走する下胸筋神経も温存する．ここでは，バイポーラ-メッツェンも併用する．これを損傷すると大胸筋の外下半分程度が萎縮してしまうので注意をする．大胸筋外側支配血管の剥離と併せて小胸筋の付着部まで外縁を剥離する．続いて烏口腕筋表面の脂肪組織を頭側より尾側（下方）に落とし，烏口腋窩筋膜（深胸筋膜）を切開すると腋窩静脈の表面が広背筋前縁より小胸筋外縁まで露出される．外側胸動静脈など腋窩静脈下縁で血管を処理しレベルⅠリンパ節の浅層郭清を終了する（図16）．

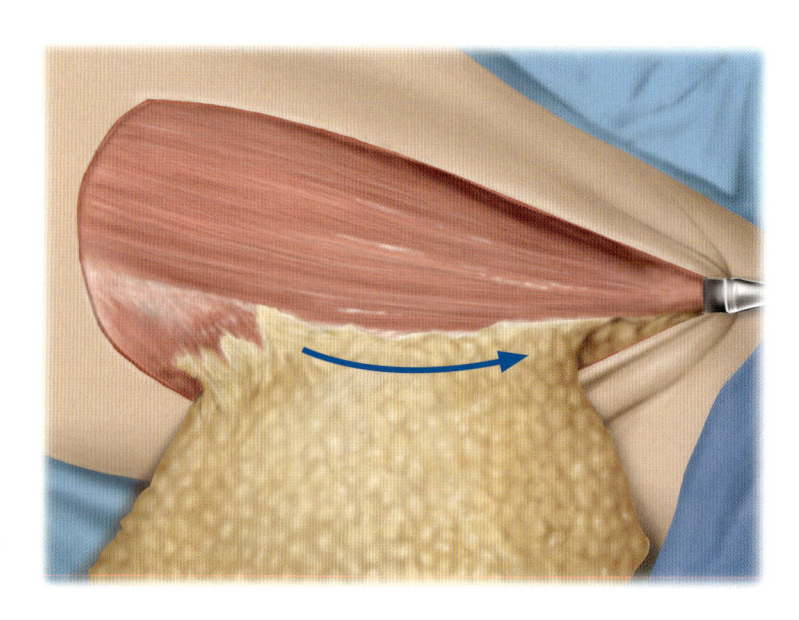

図13　大胸筋外縁操作
多くの血管は結紮処理していくと筋肉の損傷が防げる．

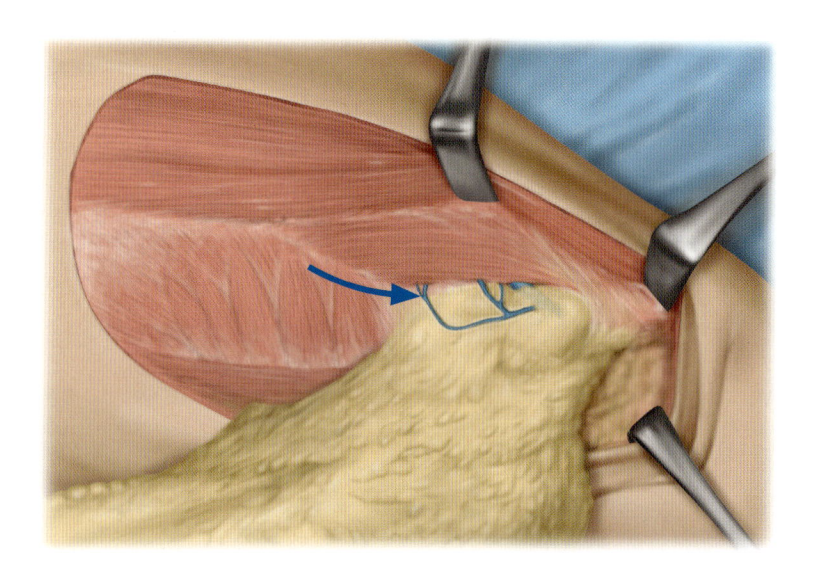

図14　小胸筋外縁操作
大胸筋を内側に牽引する．小胸筋外縁の筋膜を電気メスで切離する．

第7章 腋窩リンパ節郭清術

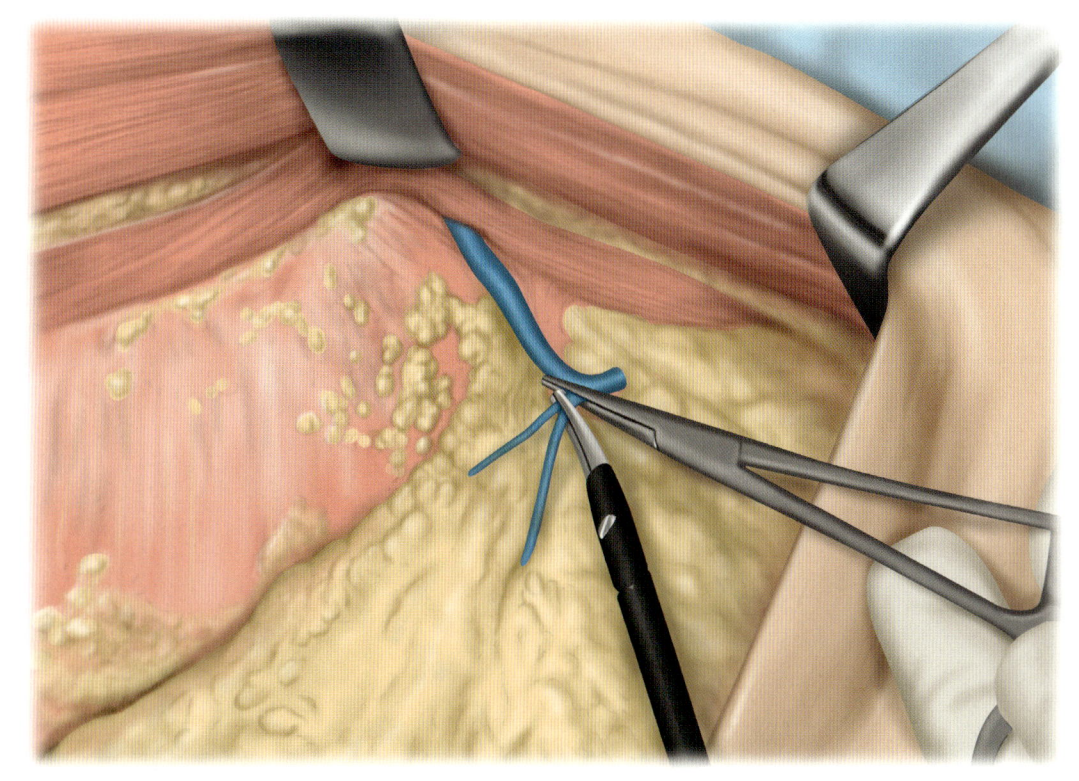

図15 外側支配血管，下胸筋神経の剥離
電気メスの使用や神経の損傷は神経麻痺に繋がり，大胸筋委縮の原因となる．外側支配血管からの細い枝は全て結紮処理することが望ましい．

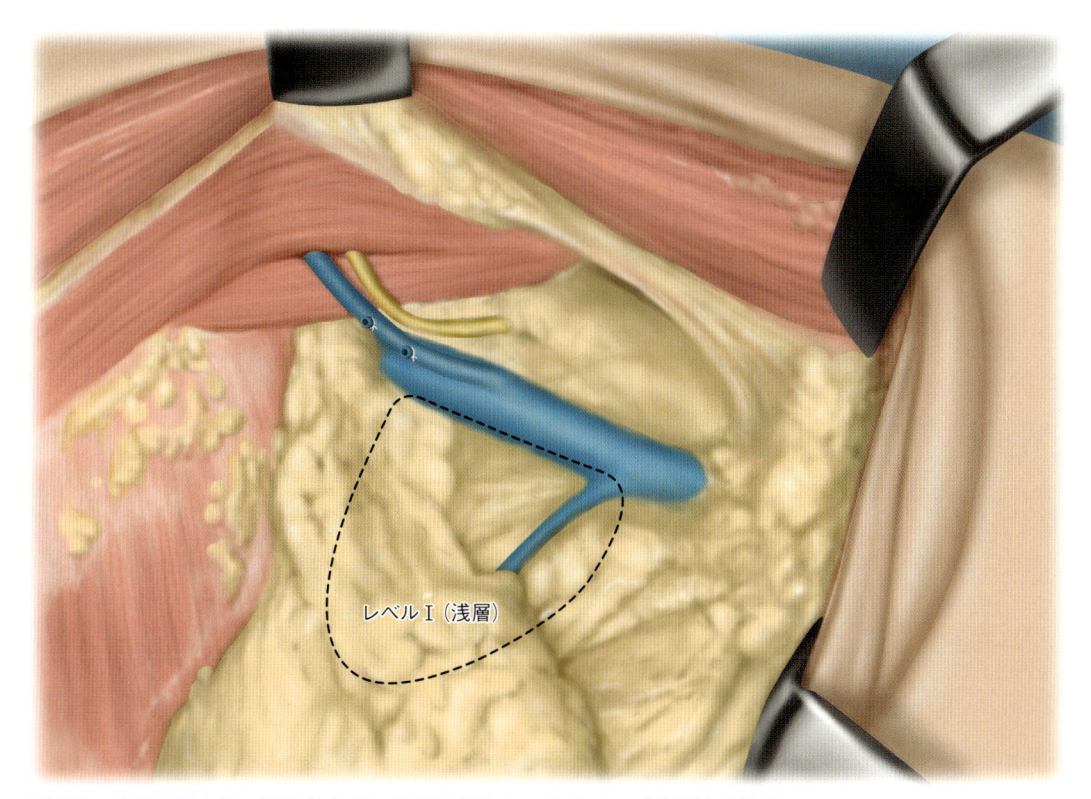

図16 外側支配血管，下胸筋神経の剥離終了とレベルⅠリンパ節郭清（浅層）
外側支配血管を腋窩静脈流入部まで，下胸筋神経はその頭側まで十分に剥離しておく．この視野でレベルⅠ中心部のリンパ節郭清を行う．

小胸筋の授動とレベルⅡ郭清

- 患側上肢を前上方に内転し大胸筋を弛緩させ、腋窩内側の視野を展開する。この際小胸筋を起始部で数筋束を切離し、内側に牽引することにより（図17）、レベルⅠ→Ⅱと郭清を進める（図18）。腋窩静脈下縁を鋭的に剥離していき、小胸筋裏面の小血管群を結紮、切離し、胸肩峰動静脈の根部（小胸筋内側縁）にまで到達する。

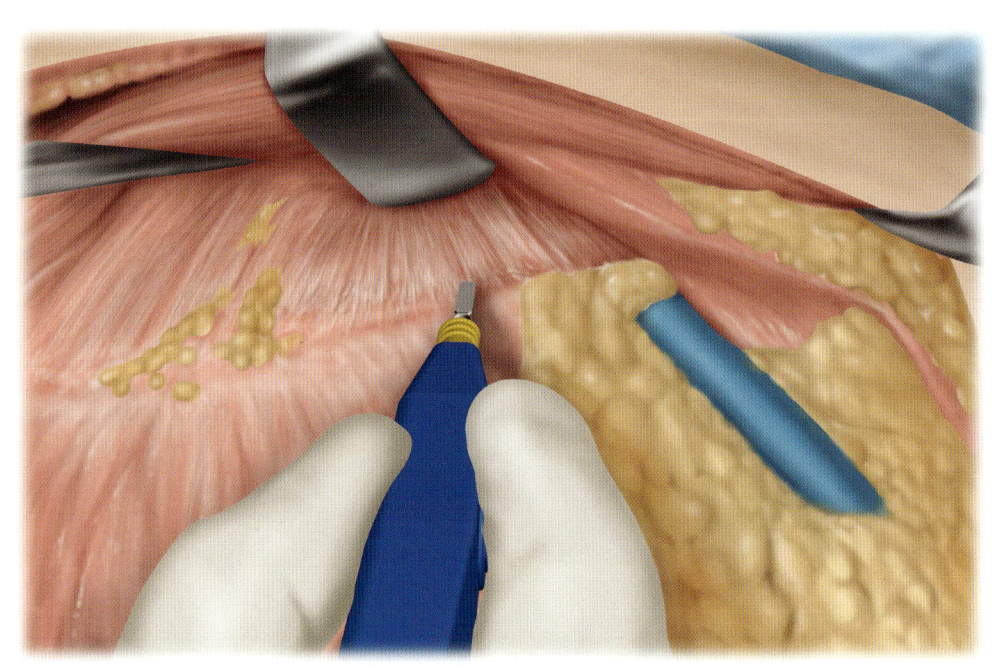

図17　小胸筋の授動（レベルⅡリンパ節へ）
レベルⅠ中心部の郭清が終了したら、小胸筋を授動してレベルⅡの郭清にむかう。

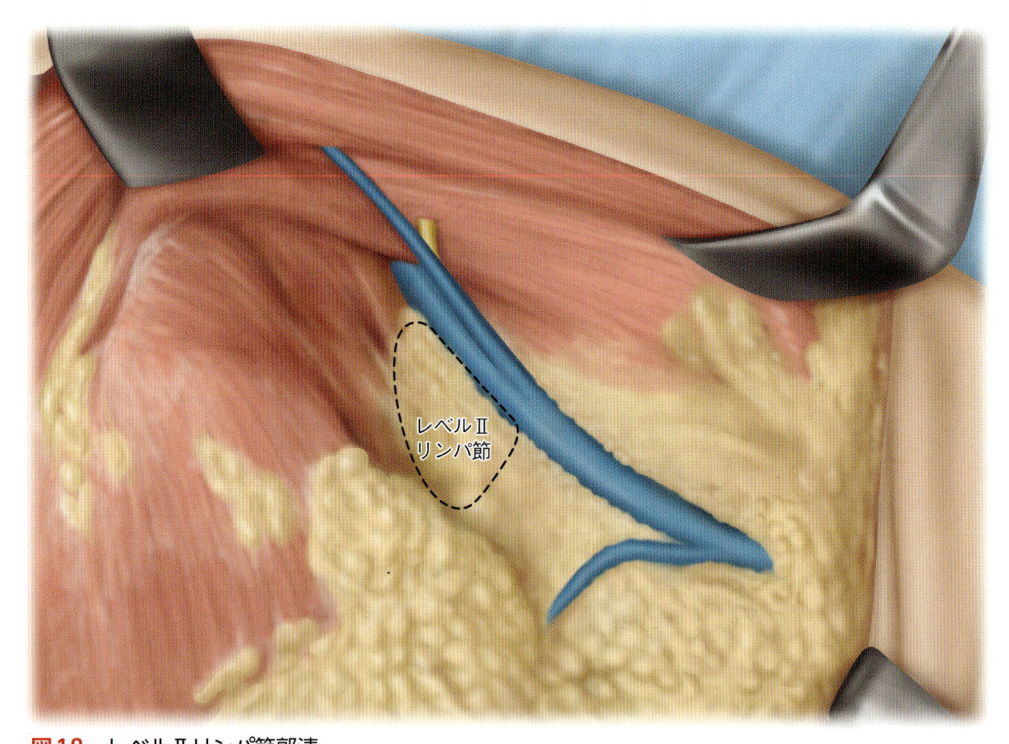

図18　レベルⅡリンパ節郭清
小胸筋を尾側まで十分に授動するとレベルⅡリンパ節郭清の視野が開ける。郭清は必ず末梢の中枢側へ腋窩静脈下縁を目印に進めていく。

長胸神経の剥離

- レベルⅡ郭清終了後にレベルⅠ深部に戻って郭清を続けるレベルⅡの郭清した腋窩リンパ節を含む脂肪組織を外翻し，前鋸筋膜層に切り込まないように，胸壁より切離してゆく（図19）．肋間上腕神経を温存する際には，この側胸壁の操作の際にも損傷しやすいので注意する．前鋸筋膜層の外側で，腋窩脂肪組織を鈍的に外側へ剥離していくと，長胸神経がこの脂肪組織内を頭側から尾側に走行する白い索状物として確認できる（図20）．バイポーラ-メッツェンなどを使用し，長胸神経を剥離してテーピングをして内方へ分離し（図21），郭清の際の挫滅を防ぐために腋窩静脈の高さから前鋸筋に分布している部位まで追っておく．

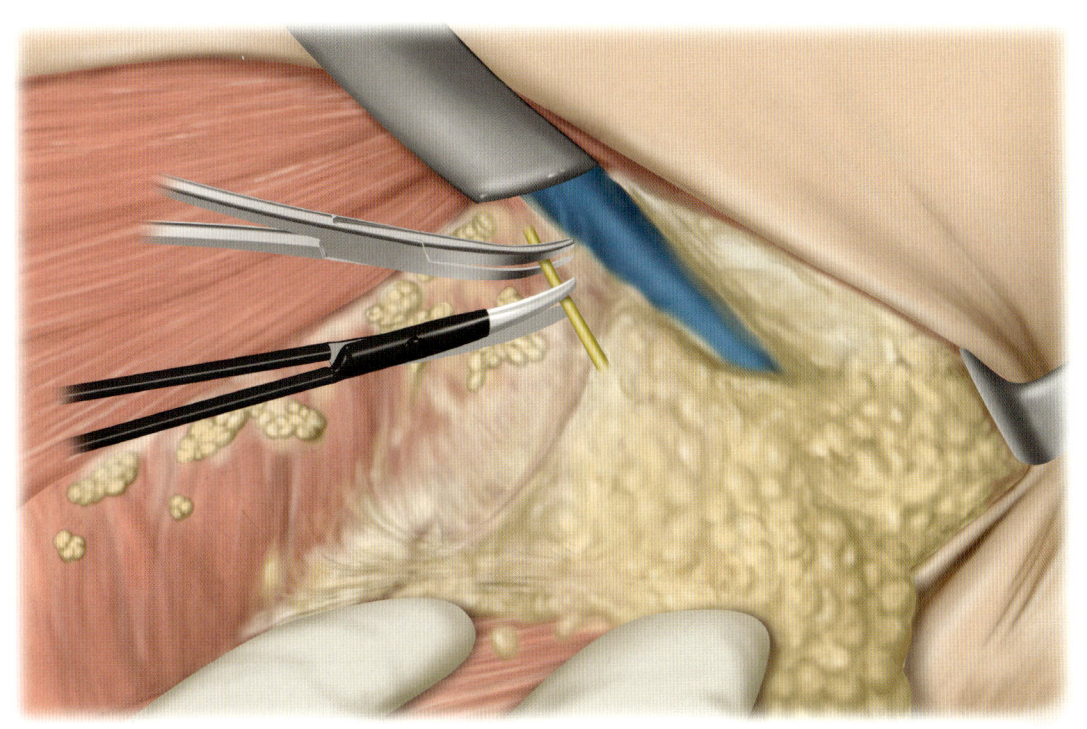

図19 前鋸筋膜層の剥離
胸壁と腋窩脂肪組織をわたる血管は切離する．この操作の際に前鋸筋膜は温存するように心がける．筋肉からの無駄な出血を防ぐためである．

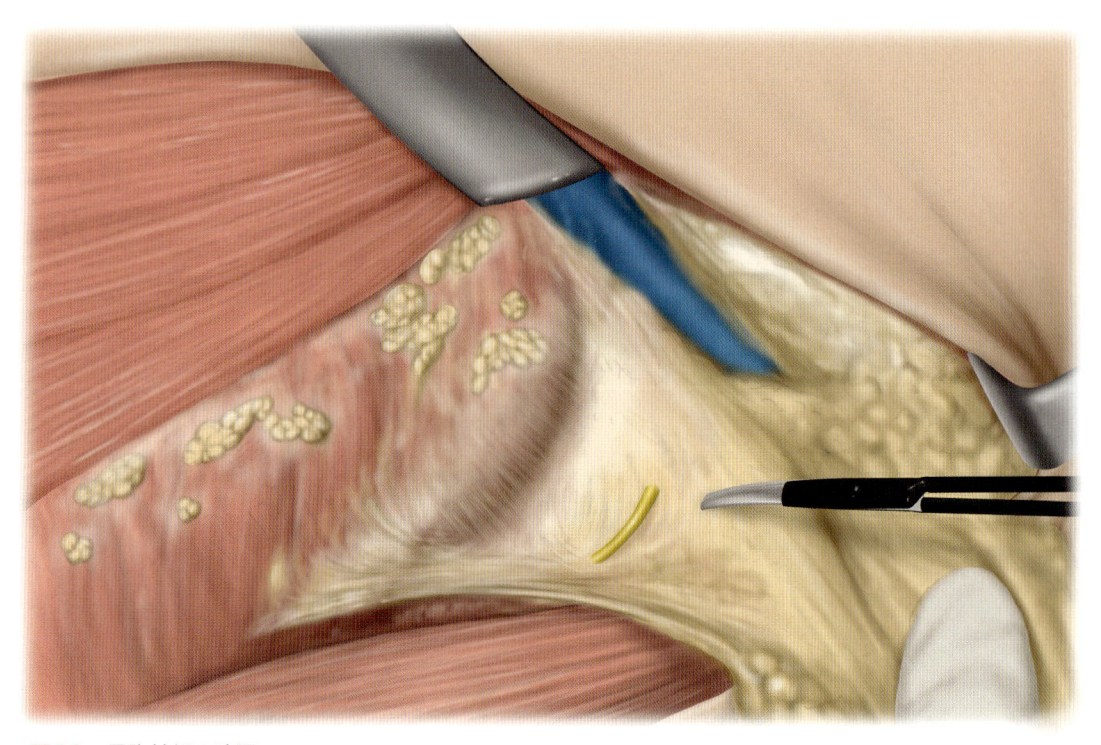

図20 長胸神経の確認
前鋸筋膜の胸壁を残すと，2層の膜に囲まれて長胸神経が走行しているのが確認できる．

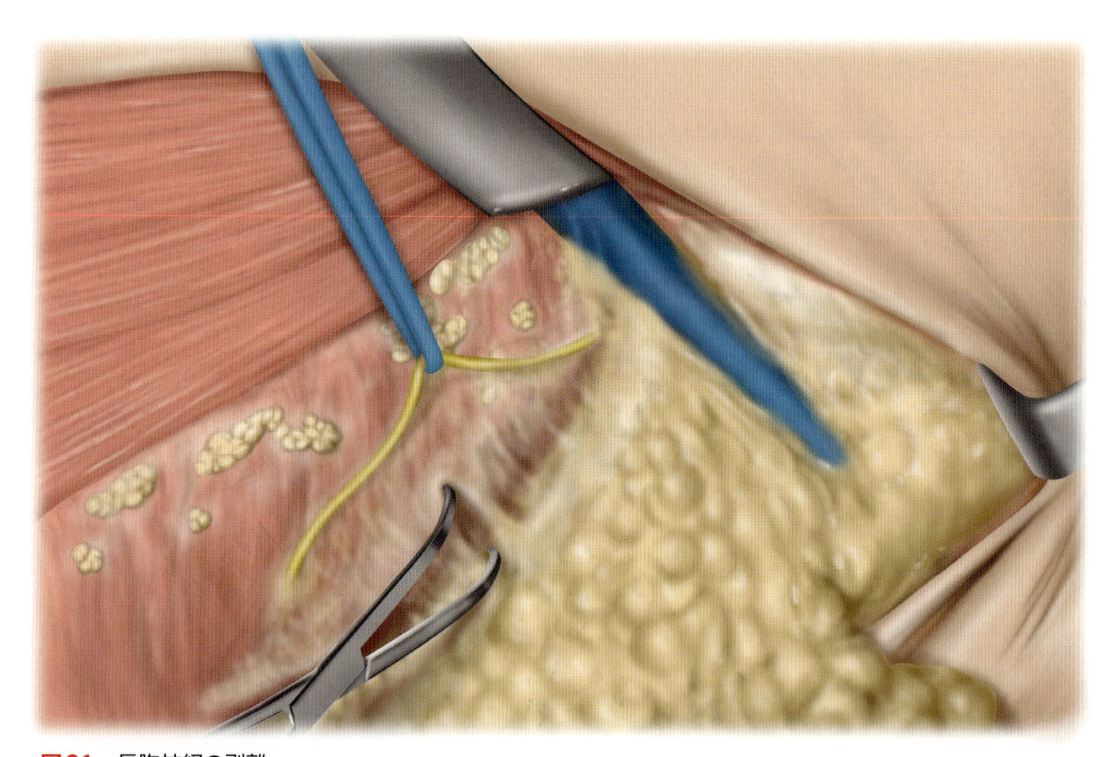

図21 長胸神経の剥離
バイポーラ・メッツエンなどを使用し，細かい血管を切離し，長胸神経を剥離しテーピングし確保する．

胸背動静脈，神経，長胸神経の温存と腋窩深部（肩甲下）リンパ節の郭清（レベルⅠ～Ⅱ郭清終了）

- 胸背動静脈/神経は肩甲下筋膜を貫いて前方腹側の腋窩脂肪組織に入る数本の小血管を結紮，処理して，筋膜を開放し広背筋枝と胸壁枝の分岐部まで剥離してテーピングを施す．胸背動静脈/神経と先ほどテーピングを施した長胸神経に挟まれたレベルⅠ中層の腋窩静脈に注ぐ細かな血管を処理し（図22），この挟まれた脂肪組織をケリー鉗子を用いて深部まで十分に剥離をする（図23）．テーピングを施した胸背動静脈/神経と長胸神経が挟み込まれないように牽引して，腋窩深部の脂肪組織を大ペアン鉗子にて挟み（図24），クパー尖刃を半開きにして切除，摘出し，郭清を終了する．郭清終了後の長胸神経と胸背動静脈，神経と腋窩深部の処理後のシェーマ（図25，26）およびレベルⅡ郭清終了後の術野（図27）とシェーマ（図28）に示す．

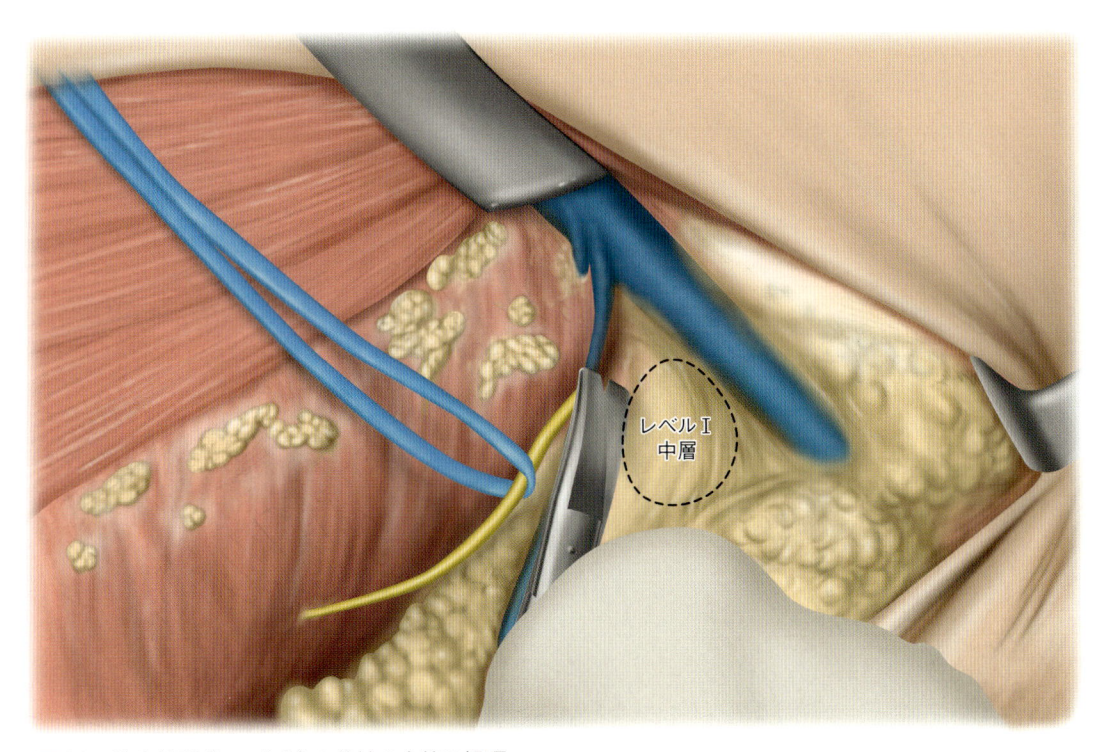

図22 腋窩静脈（レベルⅠ）の分岐の血管の処理
腋窩静脈下縁を鋭的に処理して郭清を進める．外側動静脈などの結紮・切離を行う．

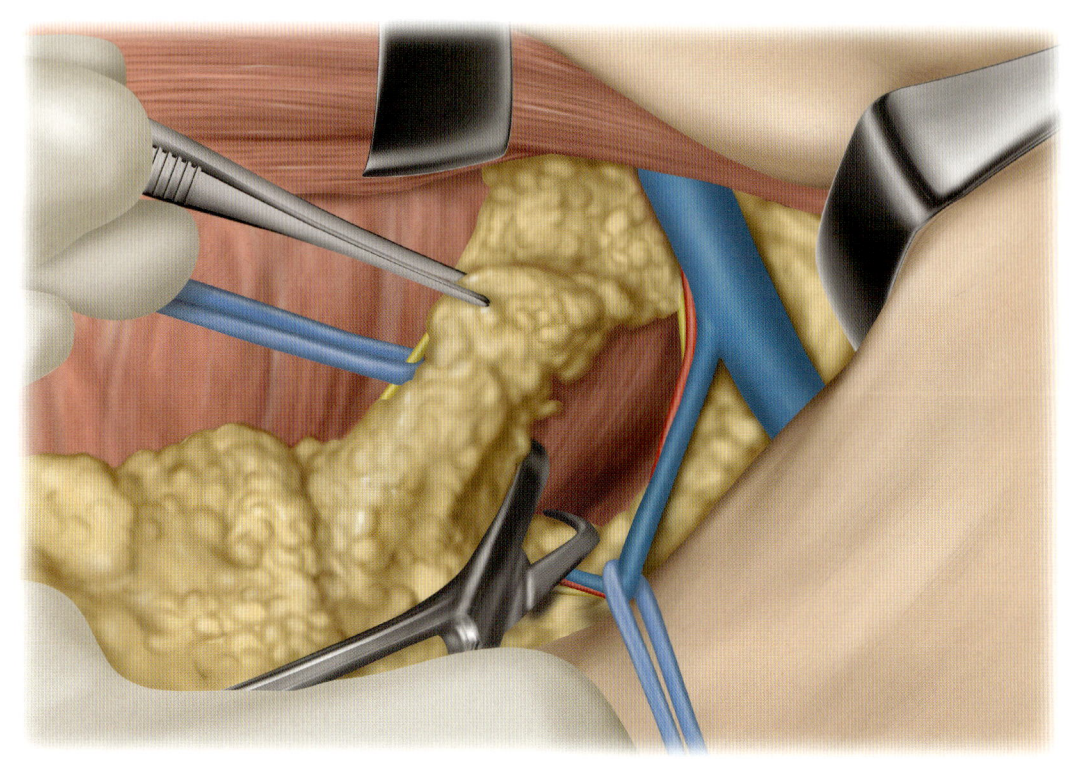

図23 長胸神経と胸背動静脈，神経の剥離
レベルⅠ中心〜外側のリンパ節を含む脂肪組織を長胸神経と胸背動静脈から剥離する．

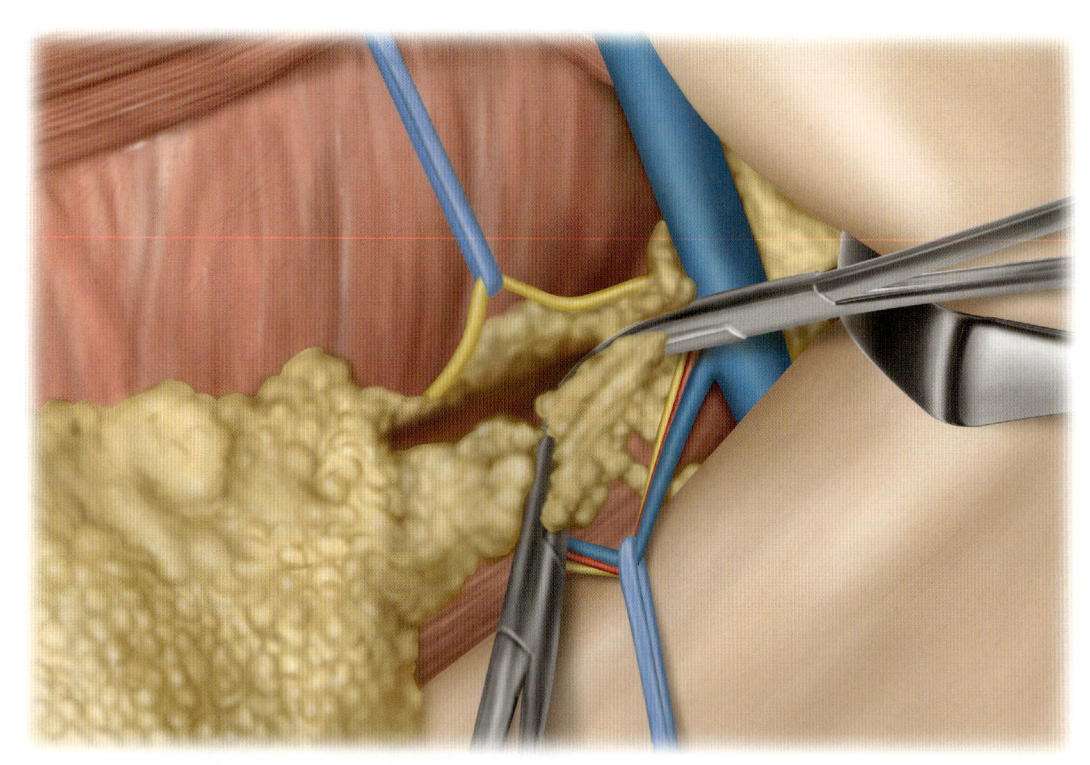

図24 長胸神経と胸背動静脈，神経の剥離と腋窩深部の処理
上記の脂肪組織を大ペアン鉗子にて挟み切除する．

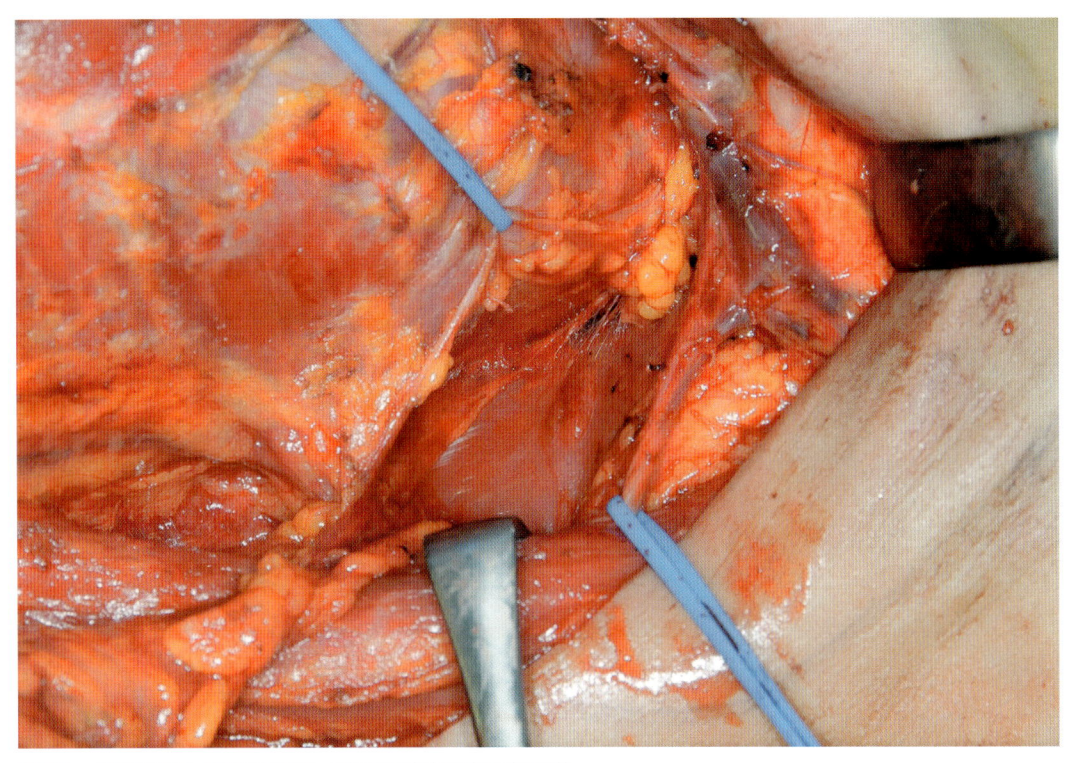

図25 長胸神経と胸背動静脈，神経と腋窩深部の処理後

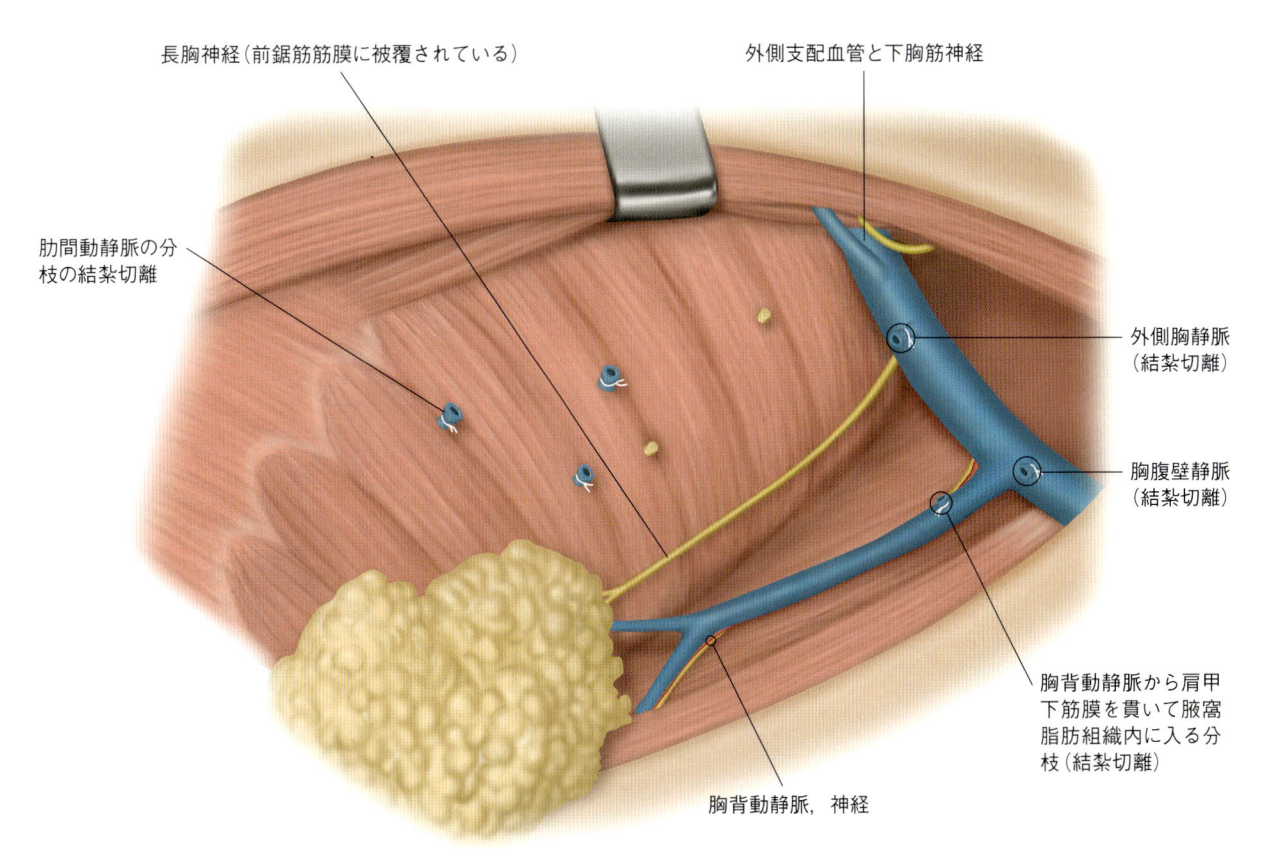

図26 長胸神経と胸背動静脈，神経と腋窩深部の処理後

- 長胸神経（前鋸筋筋膜に被覆されている）
- 外側支配血管と下胸筋神経
- 肋間動静脈の分枝の結紮切離
- 外側胸静脈（結紮切離）
- 胸腹壁静脈（結紮切離）
- 胸背動静脈から肩甲下筋膜を貫いて腋窩脂肪組織内に入る分枝（結紮切離）
- 胸背動静脈，神経

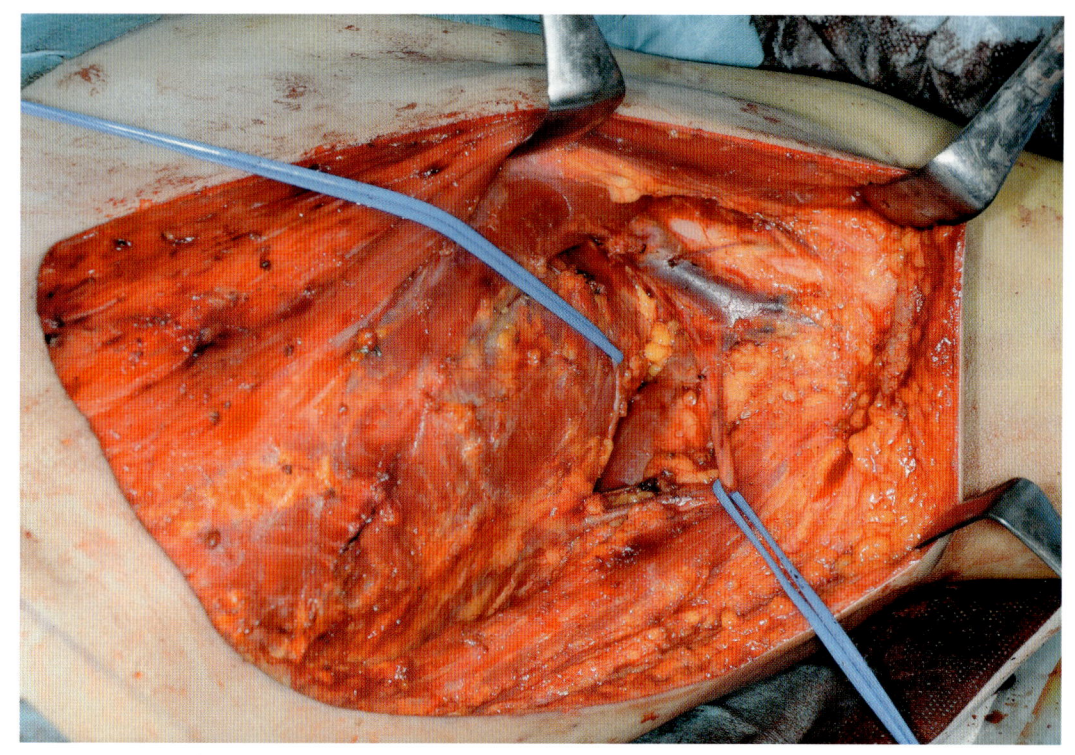

図27 腋窩リンパ節郭清（レベルⅡ）終了後

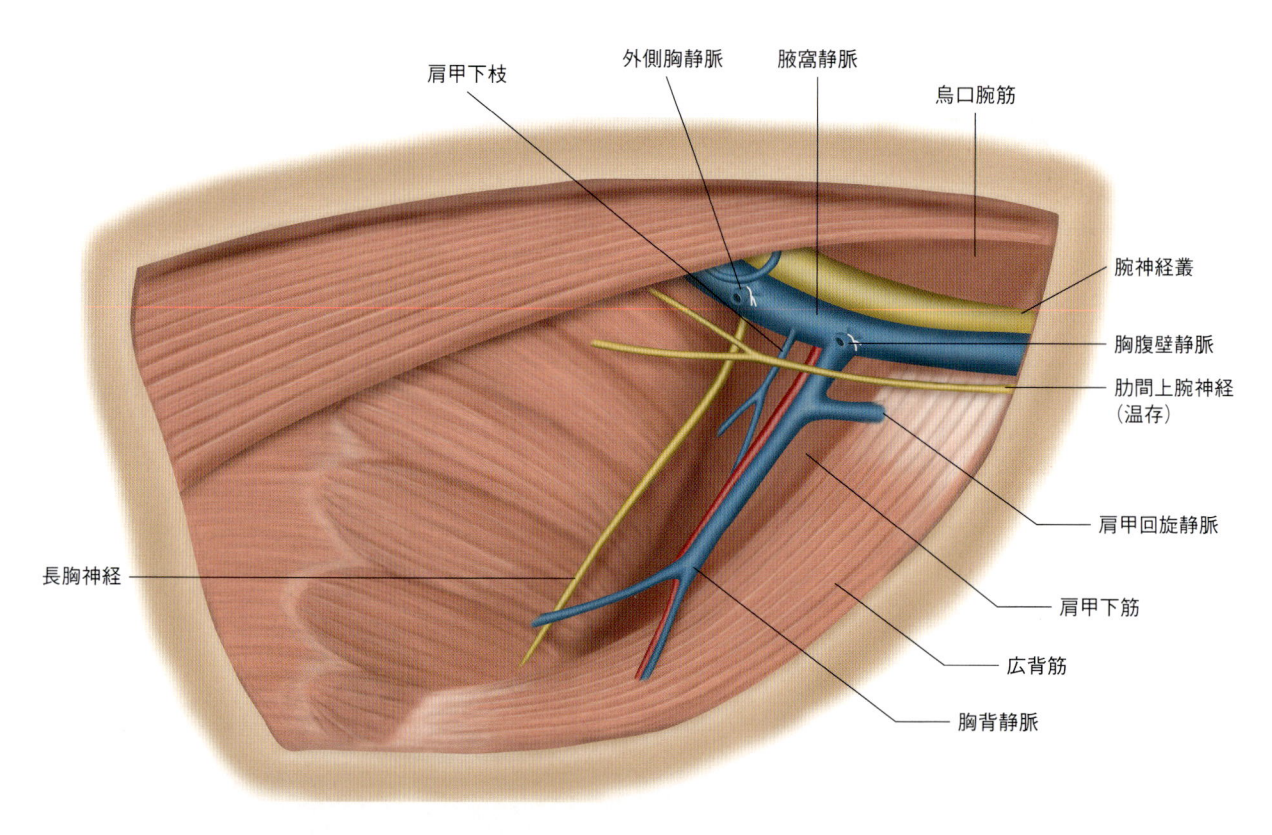

図28 腋窩リンパ節郭清（レベルⅡ）終了後

ラベル：肩甲下枝、外側胸静脈、腋窩静脈、烏口腕筋、腕神経叢、胸腹壁静脈、肋間上腕神経（温存）、肩甲回旋静脈、肩甲下筋、広背筋、胸背静脈、長胸神経

84

レベルⅢ郭清と胸筋間（Rotter）リンパ節郭清

- 大胸筋と小胸筋の間とクパー尖刃を半開きにするなどして，鈍的に剥離していく．腋窩静脈のやや尾側に位置する両筋間をわたる白い索状物として中間胸筋神経が確認できる（小胸筋を貫通している）．この神経を温存し，小胸筋前面頭内側に剥離を進めていくと，胸肩峰動静脈胸筋枝および上胸筋神経が確認できる．筋間剥離の際には，大胸筋裏面に脂肪組織を付けるように進める．小胸筋内側縁に達したら，鎖骨胸筋筋膜を縦に切離し，内側縁を開放し，ペアン鉗子を通し，濡れたガーゼを通す．ガーゼを用いて愛護的に小胸筋を外側に牽引することによりレベルⅢに視野が容易に展開される（図29）．リンパ節の転移が高度で，術野の展開が不十分な場合は，Patey法に準じて小胸筋を中間胸筋神経の尾側にて電気メス（凝固）を用いて切離する（図30）．レベルⅢの術野は狭く，脈管が密に存在するため解剖を熟知していることが大切である（図31）．
- 鎖骨胸筋筋膜を腋窩静脈の走行に沿って切開し，静脈下縁に沿って中枢側へ鋭的に郭清を進める．最上胸静脈を確認し結紮，切離する．この部位での小血管からの出血は，視野を不良にし，郭清が甘くなるので，全て結紮，切離を原則とする．最上胸静脈内側のhighest infraclavicular lymph node（Halstedリンパ節）の郭清を進め，上縁は腋窩静脈が鎖骨下をくぐる部位，すなわち肋鎖靱帯（Halsted靱帯，図4）を鋭的に切離し，Halstedリンパ節を摘出しレベルⅢ郭清を完了する．

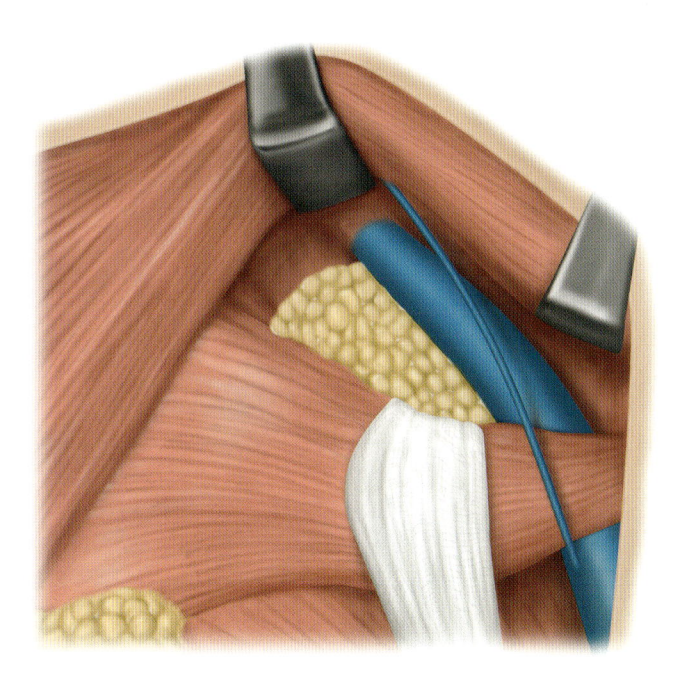

図29　レベルⅢへの到達法（小胸筋の外側への牽引）
小胸筋を外側に牽引し大胸筋を筋鈎で展開すると，レベルⅢのリンパ節が直視下に確認できる．

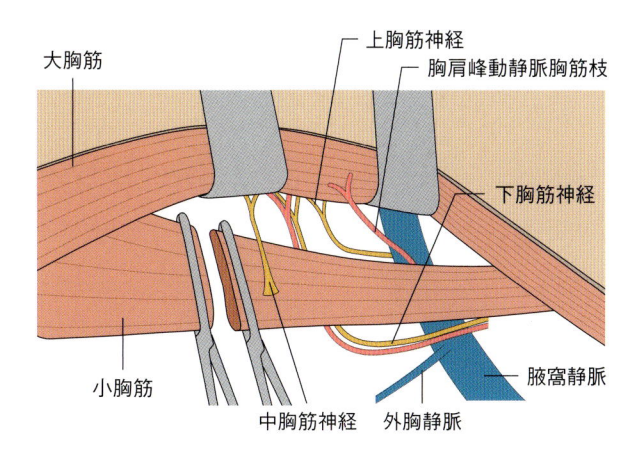

図30　レベルⅢへの到達法（小胸筋の切離：Patey法）
中胸筋神経の走行を確認後，小胸筋を切離する．

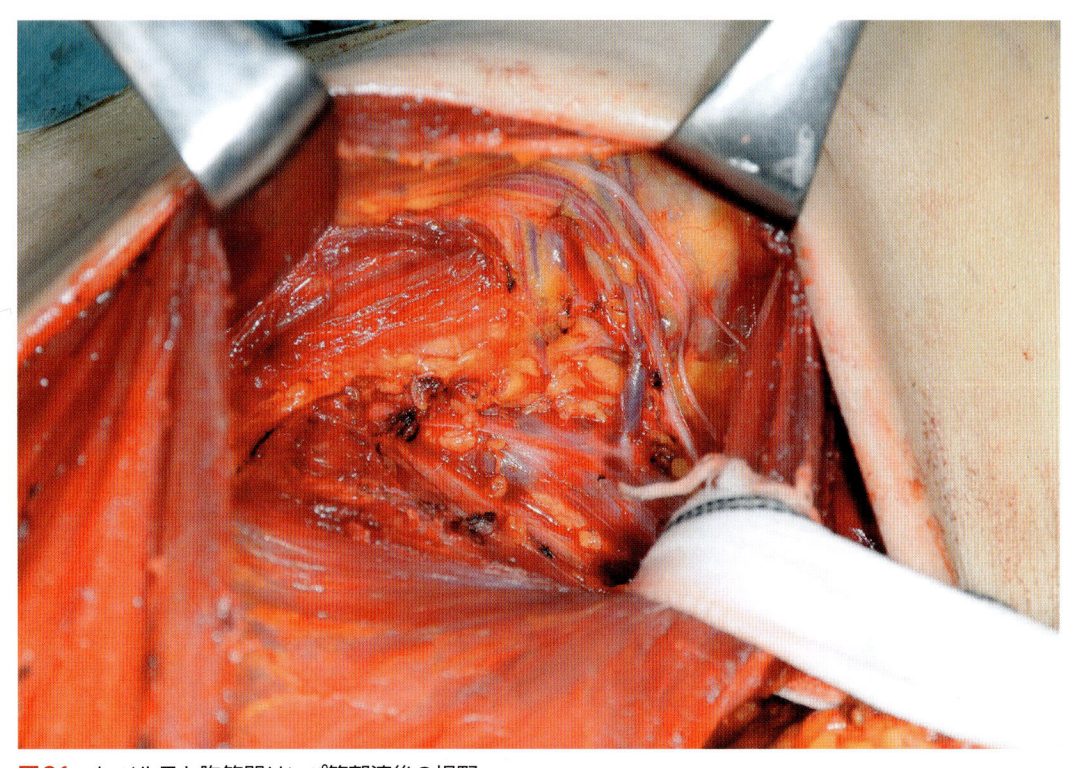

図31 レベルⅢと胸筋間リンパ節郭清後の視野
ガーゼ牽引されているのが小胸筋である．大胸筋裏面を走行する胸肩峰動静脈胸筋枝が腋窩静脈から分枝しているのが確認できる．

> **POINT** Halstedリンパ節とRotterリンパ節

　肋鎖靱帯の切離の際に，静脈を損傷すると止血が困難であるため，手前までの静脈を十分に露出し，靱帯と静脈の間のスペースを，小児用ケリー鉗子を用いてしっかりと確認しておくと安心である．

　ロッター（胸筋間）リンパ節の郭清は，その転移の大部分が胸肩峰動静脈分岐（腋窩動静脈からの）の周囲を中心に行う．視触診にて腫大したリンパ節を中心に摘出する（図32, 33）．中間胸筋神経と上胸筋神経は温存する．

　胸肩峰動静脈は，通常，上方に向かう肩峰枝，鎖骨枝，三角筋枝と下方に向かう胸筋枝に分かれ，胸筋枝は2〜3本に分岐し大胸筋裏面に分布する．ロッター（胸筋間）リンパ節は，胸筋枝に沿って存在し，その根部に転移リンパ節を認める場合には，大胸筋裏面の脂肪組織を綿密に触診し，疑いがあればその脂肪組織を郭清する．

　ロッター（胸筋間）リンパ節転移が顕在化していることは，非常に稀であるが，臨床的にあるいはPET検査などで確認されるロッターリンパ節の再発例は稀に経験する．

第7章 腋窩リンパ節郭清術

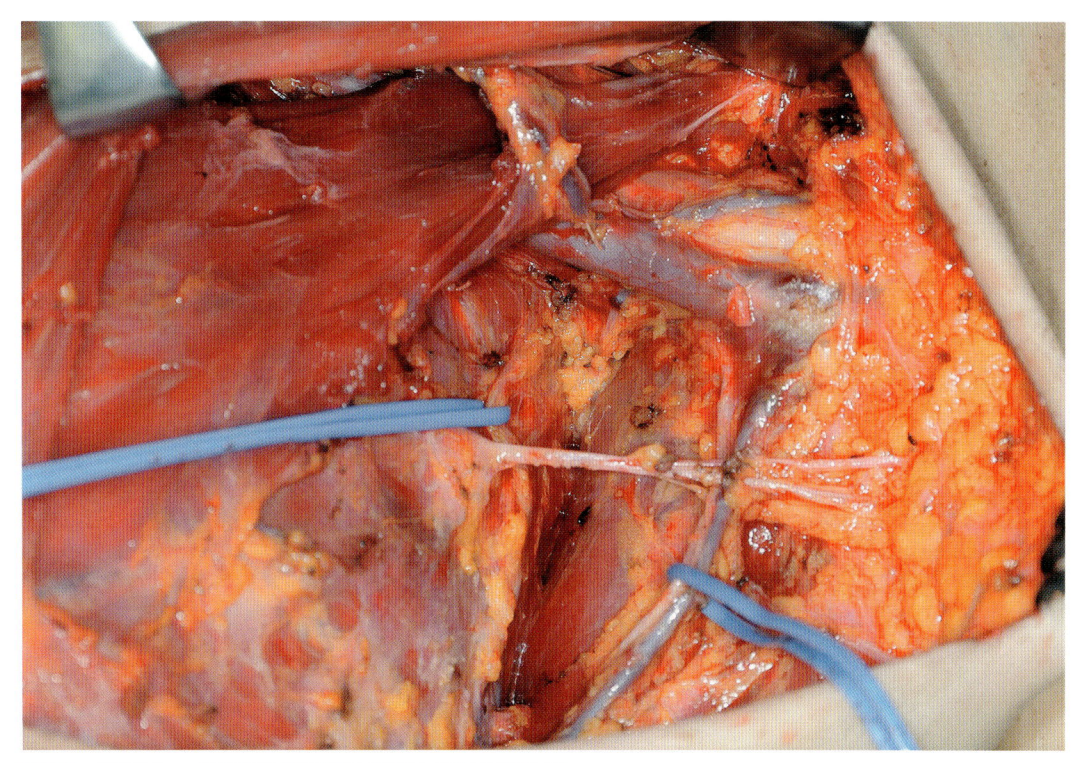

図32 腋窩リンパ郭清終了後写真 肋間上腕神経温存例

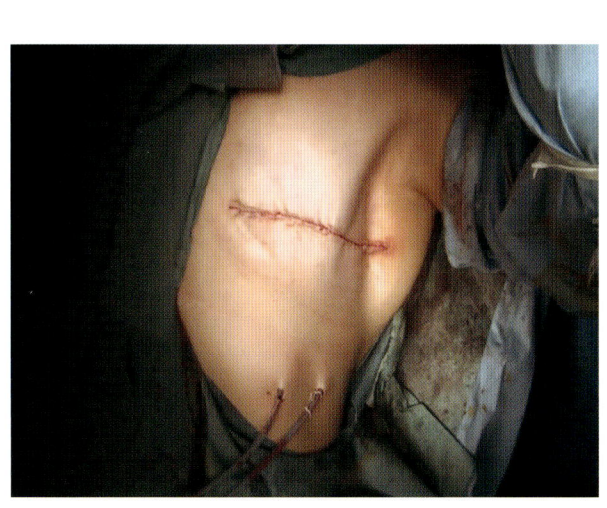

図33 閉創
腋窩と前胸部にドレーンを留置し閉創する.

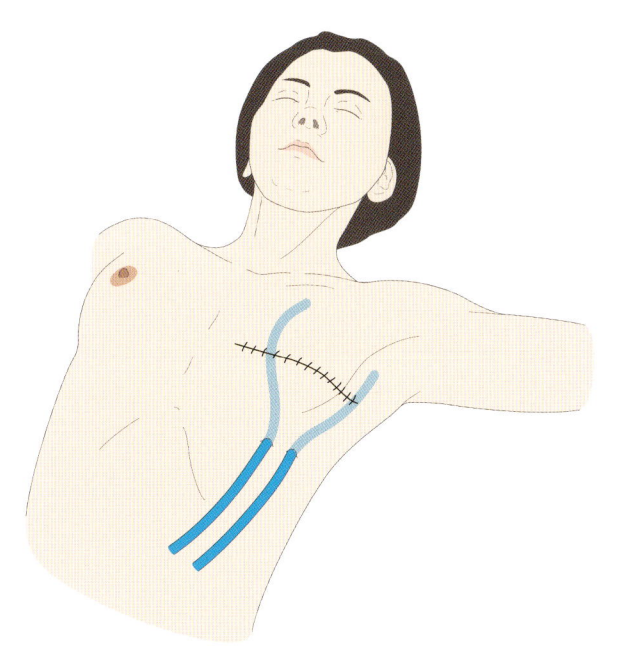

87

止血確認とドレナージ，閉創

- 皮弁，大胸筋前面（特に内胸動脈穿通枝数本），大胸筋裏面（特に外側支配血管沿い），胸壁，腋窩血管の分岐，腋窩深部の順に止血を確認する．温めた生理食塩水1,000 mLを用いて洗浄し，さらに止血を確認し，ドレーンを前胸部皮下と腋窩に留置する．PDS 3-0 PDS 4-0を用いた埋没縫合にて2層に閉創し，Steri-Strip，カラヤヘッシブにて創を被覆し，手術を終了とする（図33）．

（木下貴之）

文献

1) 佐藤達夫：外科医のための局所解剖．乳腺1-3．手術．37：1287-1300, 1371-1378, 1515-1528, 1984.

第8章

乳腺外科医に必要な乳房再建術の知識

1 エキスパンダー挿入の適応決定

- 乳房切除術が予定され，患者が乳房再建を希望したときは形成外科外来を受診させてエキスパンダー挿入の適応を評価する．エキスパンダーを用いた乳房再建の利点として，乳房以外の部位に手術瘢痕ができないこと，手術時間や入院期間が短いこと，手術手技が比較的容易なことなどがあげられる．しかしながら，欠点として感染や破損がおこると抜去する必要があること，拡張のために定期的な通院が必要なこと，乳房再建が終了するのに最低でも手術回数が2回必要なこと，乳輪乳頭温存症例では拡張中に乳輪乳頭の位置移動がおこる可能性があること[1]などがある．

- 大胸筋が温存されない症例や広範囲の皮膚切除を伴う症例ではエキスパンダーを被覆することや皮膚を縫縮することができないため，エキスパンダーを用いた乳房再建の適応外である．また，エキスパンダーは人工物であるため術前より患側乳房に感染を認める症例や，エキスパンダーの生理食塩水注入部に磁石が使用されているためペースメーカーが挿入されている症例も適応外となる．インプラントでは下垂の再現に限界があるため，乳房の下垂が強い症例は相対的な適応外であると考えられ，自家組織再建や健側乳房固定術を考慮する必要がある．

- エキスパンダー挿入前後の放射線照射に関する安全性はまだ一定の見解はない．しかし，一次再建においてエキスパンダー挿入前後の放射線照射は合併症を増加させ，整容的にも問題となりうる[2,3]．乳癌診療ガイドラインでも胸壁に放射線照射歴のある患者や術後に放射線照射が必要となる患者へのエキスパンダー挿入を推奨していない[4]．そのため，そうした患者に対してはエキスパンダーによる一次再建のリスクについて術前に十分に説明し，一次再建の強い希望がなければ二次再建を選択するほうがリスクは少ない．

- 術中のセンチネルリンパ節生検の結果，腋窩郭清が必要になった場合にエキスパンダーを挿入するか否かは，術前によく患者と話し合い，方針を決めておく．当院は術中のセンチネルリンパ節生検で複数の転移を認めた場合は術後に放射線照射を行う可能性が高いため，原則としてエキスパンダー挿入を中止し，二次再建を行うこととしている．

- 以上を総合的に評価して，エキスパンダー挿入の適応を決定する．患者がエキスパンダーによる再建を希望したら，立位で乳房の大きさや胸壁の幅を測定しエキスパンダーの大きさを決定する．現在保険適応となっているAllergan社のNatrelle® Style133シリーズではエキスパンダー用のテンプレートがあるので，実際に患者の胸に当てて大きさを確認することが重要である．特に両側同時再建例ではこの時点でどの程度の大きさの乳房を再建したいのかを確認しておく必要がある．

ⓐ 大胸筋下の剥離

ⓑ 浅胸筋膜弁あるいは分層前鋸筋弁の挙上

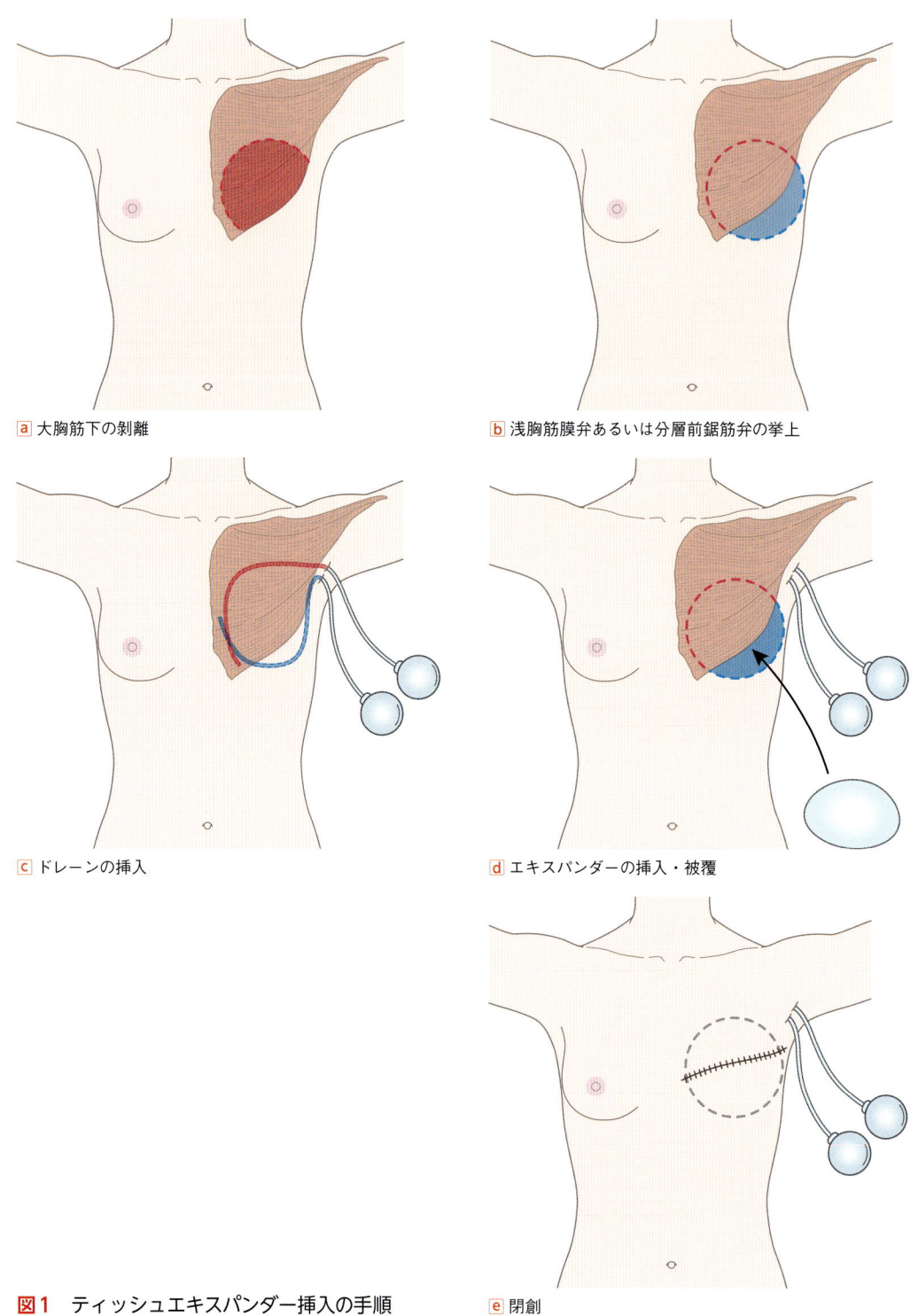

ⓒ ドレーンの挿入

ⓓ エキスパンダーの挿入・被覆

図1　ティッシュエキスパンダー挿入の手順

ⓔ 閉創

2　エキスパンダー挿入の手技

- 本項ではエキスパンダー挿入の手術手技について述べる．慣れた術者であれば，一連の手術手技は1時間以内で行うことが可能である．なお，主な流れを図1に示す．

術前準備

- 術前に立位で正中線と両側の乳房下溝，乳頭から乳房下溝に降ろした垂線の位置をマーキングしておく（図2）．

①正中線
②両側の乳房下溝
③乳頭から乳房下溝に降ろした垂線
④乳房下溝の最下点の位置

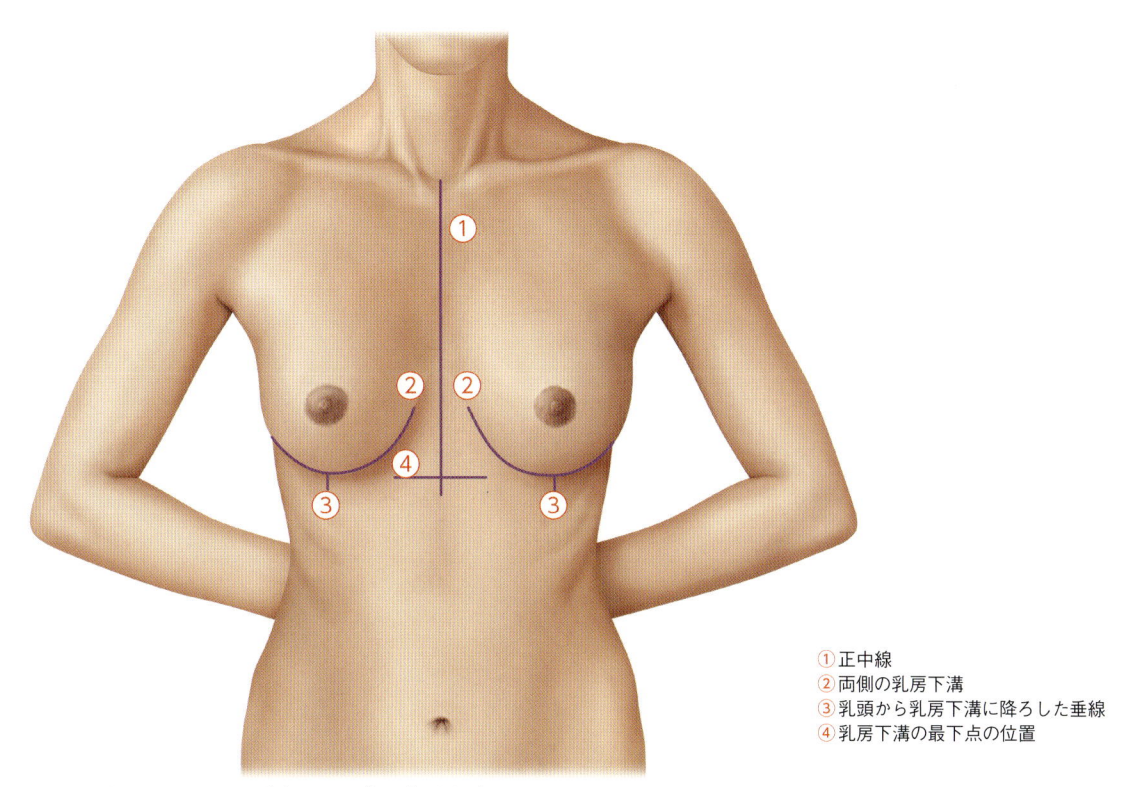

図2　術前のマーキング（エキスパンダー挿入）
正中線，両側の乳房下溝，乳頭から乳房下降に降ろした垂線の位置を立位でマーキングする．

■大胸筋下の剥離

- 乳腺全摘後に手術器具をすべて交換し，再度皮膚消毒を行ってから再建を開始する．止血を確認後，まずは挿入するエキスパンダーの大きさに合わせて剥離予定範囲をピオクタニンでマーキングする（図3）．
- 立位と仰臥位では乳房下溝の位置が異なるため，必ず術前にマーキングした立位での乳房下溝の高さを目安にエキスパンダー挿入下縁を決定する．続いて大胸筋の外側縁から大胸筋下の剥離を行う．肋骨に操作を加えると術後疼痛や出血の原因となるため，電気メスを用いて大胸筋裏面に近い層で剥離する．大胸筋下の層は疎な結合織であり容易に剥離可能であるが，頭側を剥離しすぎると術後にエキスパンダーが偏位する原因となるため，予定範囲を超えて頭側を剥離しすぎないことが重要である．
- 頭側の予定範囲の剥離を終えたら，尾側と内側の大胸筋下の剥離を行う．肋間動脈穿通枝や内胸動脈穿通枝を同定したら電気凝固か結紮を行い，確実に止血を行う．尾側に剥離を進めると第5肋骨以下では腹直筋前鞘がみえるため，大胸筋の起始部から腹直筋前鞘下が連続するように剥離する．

■浅胸筋膜弁・分層前鋸筋弁の作成

- 当院では，近年，lower poleの皮膚が拡張しやすくなるよう，エキスパンダーの外側は被覆しないことが多い．しかし，血流のある組織でエキスパンダーの外側を被覆するためには，浅胸筋膜弁を用いる方法が最も容易かつ安全である．大胸筋外側縁の位置から浅胸筋膜弁を拳上し，マーキングした位置まで剥離を行う（図4）．大胸筋外側の浅胸筋膜が温存されない症例では，分層前鋸筋弁を拳上する．前鋸筋弁は肋骨付着部から全層で拳上するのではなく，前鋸筋内の比較的疎な層を剥離することにより容易に分層で拳上することが可能である（図5）．
- この時点で作成したポケットに十分な大きさがあることを確認しておく．作成したポケットに索状組

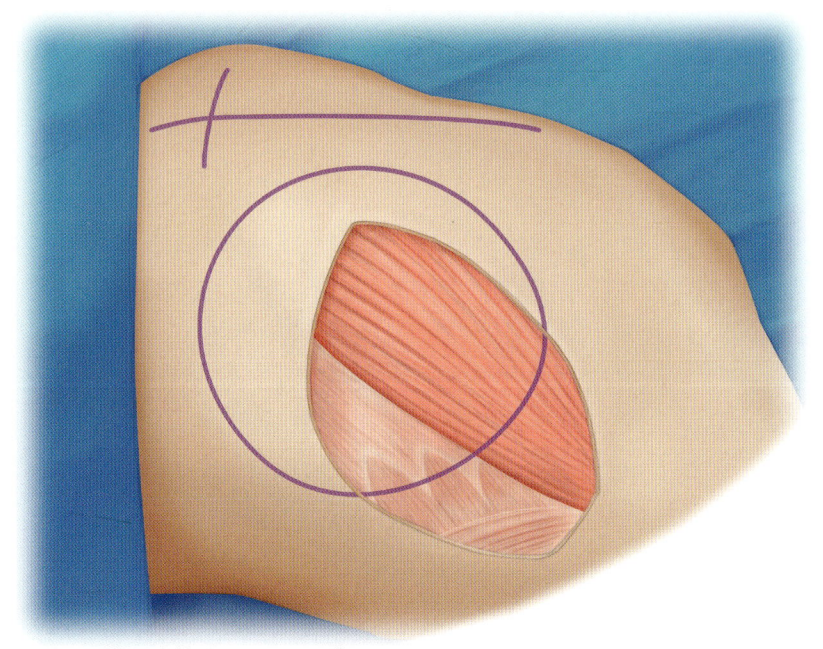

図3 剥離予定範囲のマーキング
拡張前のエキスパンダーは拡張後より幅・高さともに1cm程度大きいことに留意する.

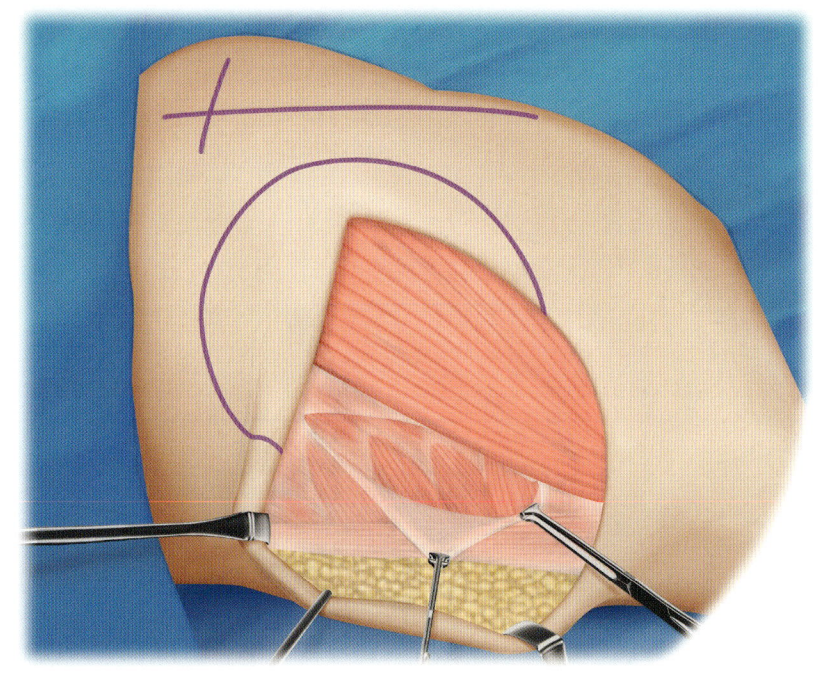

図4 挙上した浅胸筋膜弁
浅胸筋膜が温存されている症例では浅胸筋膜弁を挙上する.

織があると術後のエキスパンダーの伸展性を妨げる要因となるため切離しておく.

■止血,洗浄,ドレーン留置

- 十分に止血を確認する.止血を確認後に生食1,000mLで洗浄を行い,再度止血を確認する.持続吸引ドレーンを作成したポケット内と皮下にそれぞれ挿入するが,1本は腋窩部を十分に吸引できるようにドレーンの配置に注意する.

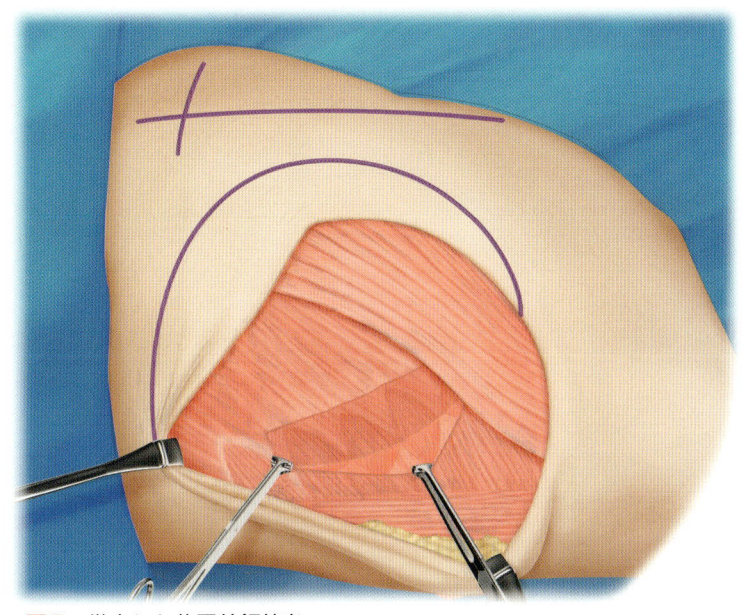

図5　挙上した分層前鋸筋弁
浅胸筋膜が切除されている症例では前鋸筋を分層で挙上する．

■ エキスパンダー挿入，閉創

- 手術用手袋を交換し，エキスパンダーは中の空気を抜いて生食を50〜100 mL程度注入しておく．エキスパンダーは皮膚に接触させることなく作成したポケットに挿入する．エキスパンダーの折れ曲がりがあると術後にエキスパンダーの露出の原因となるため，折れ曲がりがないように注意する．また，挿入するエキスパンダーの上下左右と表裏を間違えていないことを確認する．大胸筋外側縁と挙上した浅胸筋膜弁あるいは分層前鋸筋弁を吸収糸で縫合しエキスパンダーを被覆する（図6）．閉創前に皮膚縁の挫滅の程度を確認し，挫滅が強いときは必要によって創縁皮膚のトリミングを行ってから閉創する．閉創後に皮膚上から翼状針を刺入しエキスパンダーへの生食注入が問題なく行えることを確認して手術を終了する．

3 エキスパンダー挿入後の合併症と対処法

- 本項ではエキスパンダー挿入後の合併症と対処法について述べる．

■ エキスパンダーの位置移動

- 術後にエキスパンダーが挿入した位置から移動してしまうことがある．位置移動を予防するために，術中，必要以上に大きくポケットを作成しないようにする．位置移動はほとんどが頭側方向であるため，大胸筋裏面を剥離するときに頭側を剥離し過ぎないことが最も重要である．エキスパンダーが頭側移動すると，インプラント入替時に尾側を剥離してインプラントを挿入する位置を調整する必要があるが，剥離した部分の皮膚はエキスパンダーによる伸展が得られていないため，インプラントも頭側に移動しやすくなる．多少の頭側移動であればインプラント入替時に修正は可能であるが，移動が大きい場合には再手術を行いエキスパンダーの位置を修正する必要がある．

■ 皮膚壊死・創哆開

- 乳癌切除時に胸部皮膚は薄い皮弁となるため，血流障害により創縁皮膚が壊死することがある．エ

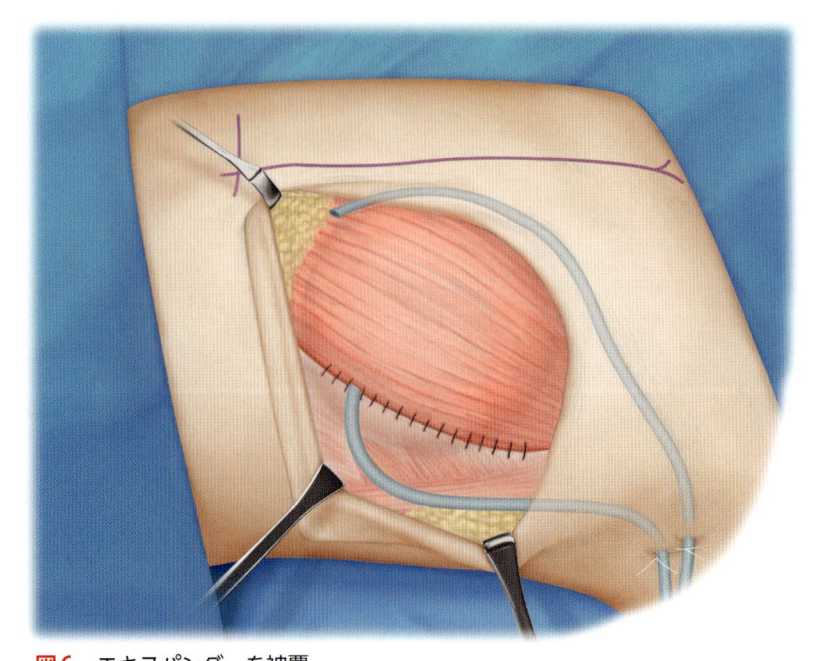

図6 エキスパンダーを被覆
大胸筋と浅胸筋弁膜あるいは分層前鋸筋弁を縫合することでエキスパンダーを被覆する．縫合針によるエキスパンダーの損傷に注意する．

キスパンダーは血流のよい筋体で被覆されているため，皮膚壊死が小範囲であればデブリードマンや軟膏処置などで治療することが可能であるが，皮膚壊死が広範囲のときはエキスパンダーを抜去せざるをえないことがある．予防のためには術中に愛護的な操作を心がけることは当然であるが，閉創前に創縁の状態を確認し，必要によって創縁皮膚をトリミングすることが重要である．また，エキスパンダーへの生食の過剰注入も創縁血流を障害するため注意が必要である．

血腫・漿液腫

- 血腫や漿液腫形成は感染の原因となるため，術中は止血を確実に行うことが重要である．特に腋窩郭清を行った症例では，術後にバストバンドを用いて腋窩部の圧迫を行う．ドレーンは持続吸引ドレーンとし，排液量が30 mL/日以下になったことを目安に抜去する．

感 染

- 確実な止血操作と迅速に手術を行うことが感染予防のために重要である．また，皮膚常在菌が感染の原因となりうるため，エキスパンダーを挿入する際に皮膚に接触させないことも重要である．エキスパンダーに感染を生じた場合，早期であれば抗菌薬の点滴で鎮静化することもあるが，エキスパンダーを抜去せざるをえないことも多い．抜去した場合は，感染の鎮静化後に時間をおいて二次再建を検討する．また，術後に化学療法を行う患者では，白血球減少が起きていない時期にエキスパンダーの拡張を行うようにする．

エキスパンダーの露出

- 挿入したエキスパンダーが折れ曲がると拡張中に慢性的な圧負荷がかかるため，褥創に類似した状態となりエキスパンダーが露出することがある．いったん露出するとエキスパンダーは抜去せざるをえないため，術中の注意が最も重要である．

4 自家組織による一期乳房再建の適応と手技

■ 適応

- 自家組織による一次一期乳房再建の特徴は，乳癌の切除と同時に乳房のマウンドができ上がる点にある．人工物を用いた再建に比して，自然な軟らかさを有する乳房形態が得られ，手術の回数は二期再建より少なくて済むという利点がある．しかし，乳癌の治療方針が決まるまでの短時間に，乳房再建についても検討する必要があり，患者にとっては乳房再建について考える時間が短いという欠点もある．
- 一次一期自家組織再建の絶対的な適応はないが，主に次のような点を考慮して選択することになる．第一は患者の希望であり，人工物を体内に挿入することに抵抗を覚える患者は，自家組織による再建のよい適応である．また，職業や育児などの点から，複数回の入院や頻回の通院が困難な場合は，自家組織による一期再建が有利である．さらに下垂のある乳房は人工物による形態の再現が困難であり，自家組織の方がよい結果が出やすい．その他，一次一期再建の利点としては，二次再建例に比して乳房の喪失感を味わわずに済むという点もあげられる．一方，若年者で将来の挙児希望がある場合は，腹部の自家組織による再建は相対的な非適応となる．術後照射を要する症例の自家組織再建の適応については後述するが，一定の見解が得られていないのが現状である．また，実際の移植組織は後述の代表的な術式から選択されることが多いが，再建のために必要な組織量と，採取可能な組織量のバランスにより決定される．

■ 代表的術式

- 自家組織による乳房再建は，腹部または背部の組織による再建が代表的で，腹部組織は大きく下垂のある乳房の再建に向き，背部組織は比較的小型の乳房の再建が適応となる．このほかに大腿部の組織を移植する術式や[5]，臀部の組織を移植する術式[6]が報告されているが，わが国では一般的ではない．以下に代表的な術式の概要について述べる．

有茎腹直筋皮弁

- 有茎腹直筋皮弁による乳房再建は最も歴史の古い術式の1つで[7]，移植組織の血流を維持するために，片側の腹直筋をすべて利用する．筋体の頭側から流入する上腹壁動静脈が血流のソースである．腹直筋の頭側を軸とし，腹直筋の尾側に皮膚・皮下脂肪を付着させて皮弁を挙上する．これを季肋部に作成した皮下トンネルを通して頭側に翻転し，乳房の形態を作成する．血管吻合が不要で，マイクロサージャリーの設備がない施設でも実施可能だが，血管軸よりも遠位端の皮弁部分壊死のリスクがやや高い．左右の腹直筋の一方を採取するため，ヘルニアや筋力の低下が問題となる．また，季肋部の筋体の通路となる部分は，乳房下溝の形態がきれいに出にくいという欠点がある．

遊離腹直筋皮弁

- 遊離腹直筋皮弁では，皮膚・皮下脂肪に腹直筋の一部と血管を含めて採取，身体から切り離して胸部に移動し，乳房を再建する．移植組織の血流のソースは深下腹壁動静脈であり，これを胸部の血管を吻合して移植組織の血流を再開させる．有茎腹直筋皮弁のように皮弁の軸が固定されないため，乳房のマウンド作成のための皮弁の配置が容易である．また，微細な穿通枝の剥離が不要なため手技が簡便であるが，筋体の採取量によりヘルニアなどの合併症を生じることがある[8]．マイクロサージャリーが必須であり，血管吻合部の血栓による皮弁全壊死のリスクがある．

穿通枝皮弁

- 穿通枝皮弁は，腹直筋の筋体を含めずに皮膚・皮下脂肪と血管のみを腹部から採取し，これを胸部に移動して乳房の形態を作成する術式である[9]．腹部の筋体をまったく採取しないため，ヘルニアや筋力低下などの腹部合併症の頻度は前二者より少ないという利点を有する．一方，極めて細い深下腹壁動脈穿通枝（DIEP）の剥離を必要とし手術の難易度が高い．このほかに浅下腹壁動静脈（SIEA）を用いる皮弁も報告されている[10]．

有茎広背筋皮弁

- 有茎広背筋皮弁は，背部の皮膚，皮下脂肪に広背筋の筋体を含めた皮弁を挙上し，これを腋窩のトンネルを通して前方に移動してマウンドを作成する[11]．血流のソースは胸背動静脈であり血流のキャリアとして片側の広背筋を利用するため血管吻合の必要がなく，筋体採取による合併症もほとんどない優れた方法である．腹部に比して採取できる組織量が少ないため，大きな乳房の再建は難しく，また術後に広背筋筋体の萎縮を生じ，再建乳房が縮小する傾向にある．

代表的な自家組織再建の手技

- **深下腹壁動脈穿通枝（DIEP）皮弁**：穿通枝の剥離には慎重を期する必要がある．皮弁挙上に要する時間は，穿通枝の走行や，筋体内の分岐の状態に依存し，長い場合では3時間以上を要する場合もある．
- **広背筋（LD）皮弁**：手術は比較的容易であるが，切除後に体位変換を行う必要がある．皮弁挙上に要する時間は，1〜1.5時間程度である．

術前準備

- 手術前日には立位で正中線と両側の乳房下溝，乳頭から乳房下溝に下ろした垂線の位置をマーキングしておく．また頭側の乳腺組織がおよそどの高さまであるかをマーキングしておくと，術中にどこまで組織を敷きこむ必要があるかがわかりやすい（図7）．術中は乳癌切除が始まる前に乳房の皮膚切

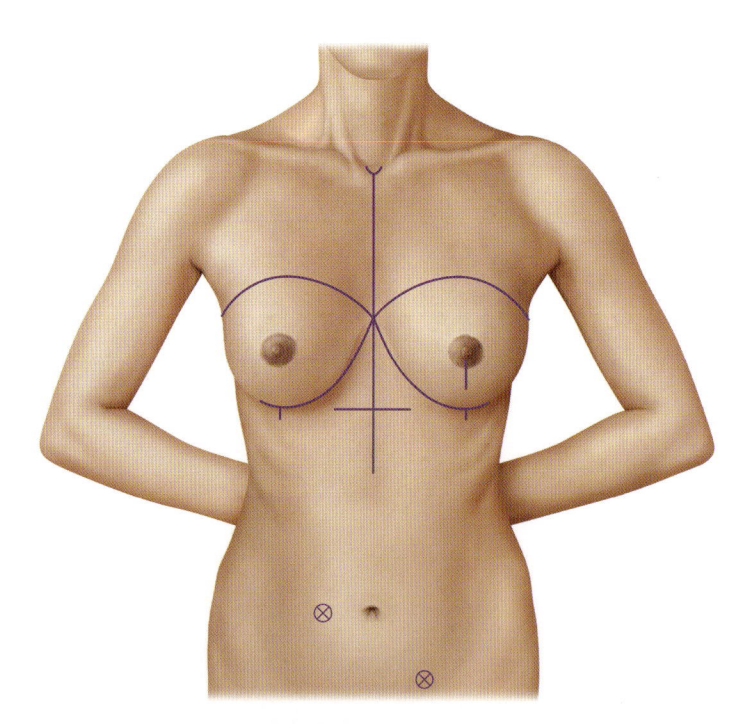

図7 術前のマーキング（自家組織再建）
⊗は術前にMDCTを用いて確認した穿通枝の位置を示す．

除の大きさを計測して写真を撮影しておき，再建に必要な皮膚の大きさの目安とする．また切除された乳腺の大きさとし重量を計測しておくと，移植する組織量の目安になる（図8）.
- **深下腹壁動脈穿通枝（DIEP）皮弁**：術前の穿通枝の評価が非常に重要である．術前にMDCT（multi-detector raw CT）やカラードプラーエコーを用いて，適切な穿通枝を選択してマーキングしておくことが必須である（図9）.
- **広背筋（LD）皮弁**：LD皮弁は採取できる皮膚の幅が限られるため（通常幅7cm程度），術前に乳腺外科医と胸部の皮膚切除幅について打ち合わせておいたほうがよい．また切除された乳腺組織の大きさを計測しておく．

皮弁の挙上
- **深下腹壁動脈穿通枝（DIEP）皮弁**：腹部の皮膚切開量は，皮弁採取後に頭尾側に縫縮可能な最大の

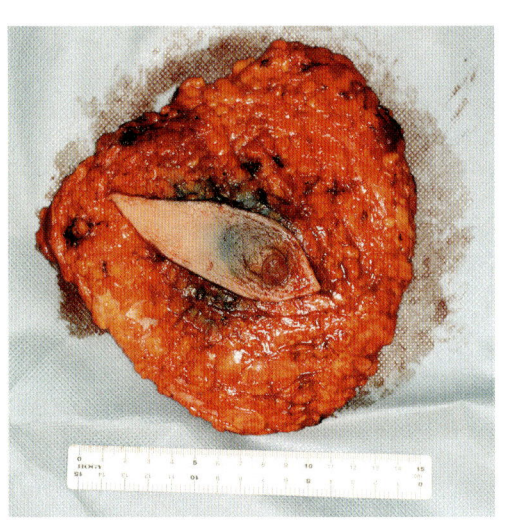

a 切除標本

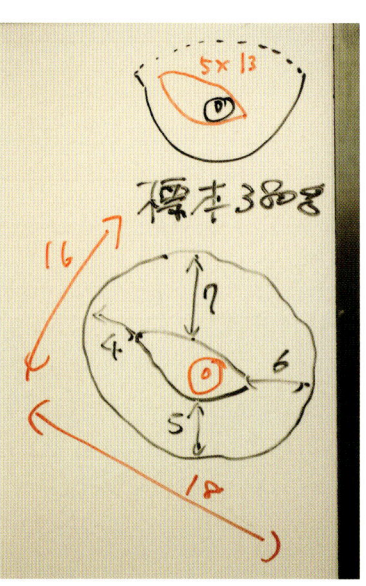

b 切除の概要と切除標本の模式図

図8　摘出標本
a b 標本の重量を記載しておく

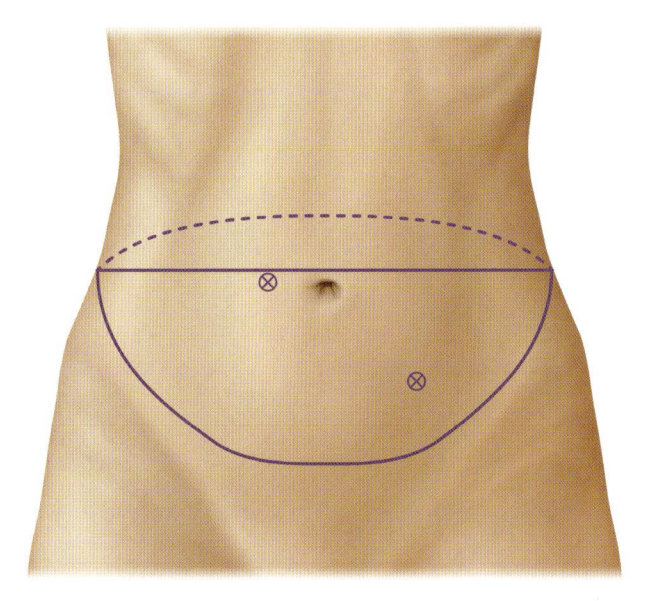

図9　腹部の皮弁のデザイン
⊗印は穿通枝の位置をマークしてある
---：頭側の皮下脂肪を採取する範囲
──：皮切線

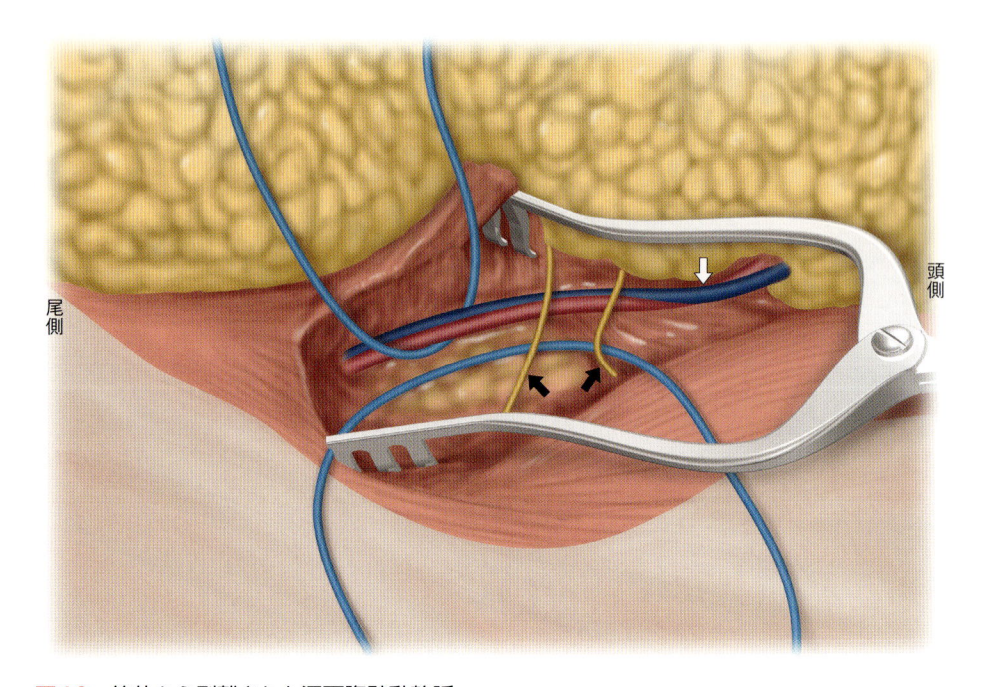

図10 筋体から剥離された深下腹壁動静脈
⇨は穿通枝，血管テープ奥は深下腹壁動静脈，手前は腹直筋の運動神経➡

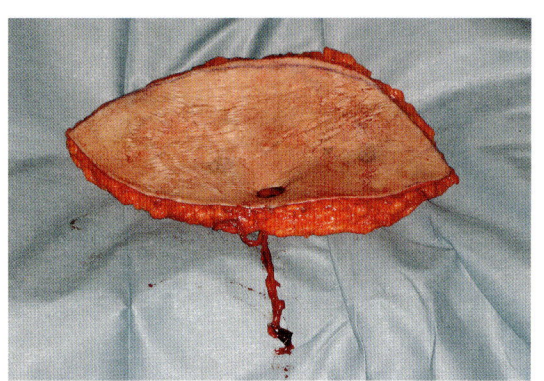

a 血管クリップをかけて切離された皮弁皮膚側の所見　　b 同皮下脂肪織側からの所見
図11 採取したDIEP皮弁
b 穿通枝が2本含まれている

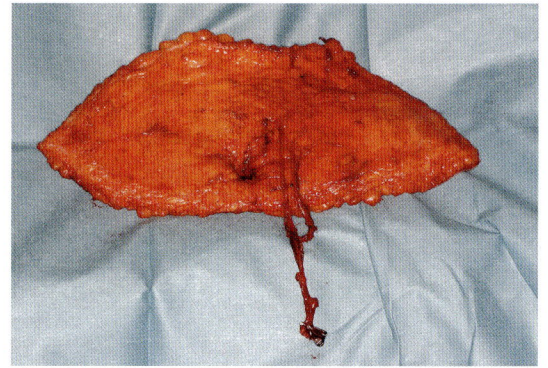

幅（症例により11〜14cm程度）とし，側方は上前腸骨棘よりやや外側までとしてデザインする（図9）．まず臍周囲に皮膚切開を加え臍の皮下直下を腹直筋筋膜上まで剥離する．次に皮島の全周を切開し周囲の皮下脂肪を斜めに採取するように筋膜に向かって剥離する．ついで筋膜上を穿通枝に向かって剥離を進め，術前にマーキングした穿通枝の周囲に到達したら，ルーペを用いて穿通枝の剥離に入る．血管が筋膜を穿通する部位を丁寧に剥離し血管のサイズを確認する．血管の状態に問題がなければ，筋膜を切開して筋体から穿通枝を丁寧に剥離していく．この際はバイポーラや止血クリップを用いて慎重に止血を行う．また深下腹壁動静脈周囲を横切る運動神経は丁寧に剥離して温存する（図10）．血管柄の剥離が深下腹壁動静脈の根部まで達したら，血管クリップをかけて皮弁を採取する（図11）．採取した皮弁は重量を計測して，胸部の欠損部に移動する．

- 広背筋（LD）皮弁（図12〜13）：乳腺全摘後に患側を上にした側臥位に体位変換を行い，皮弁挙上を開始する．肩甲下棘と広背筋全体のアウトラインをマーキング，さらに皮島の位置と筋体を採取する範囲を，切除範囲に合わせて調整してマーキングする（図12）．皮島の全周を切開し周囲の皮下

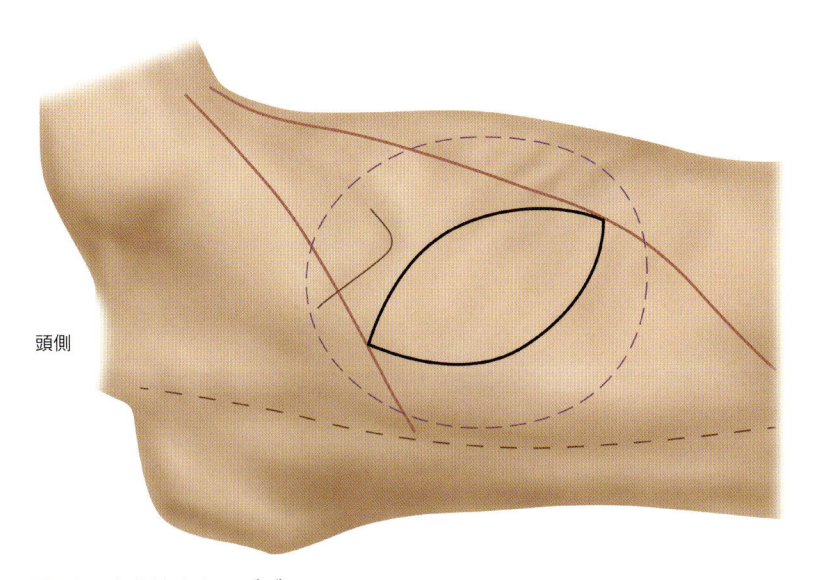

第8章 乳腺外科医に必要な乳房再建術の知識

図12 広背筋皮弁のデザイン
中央の紡錘形が皮島，周囲の破線が脂肪を含める範囲，広背筋は全体を採取する計画

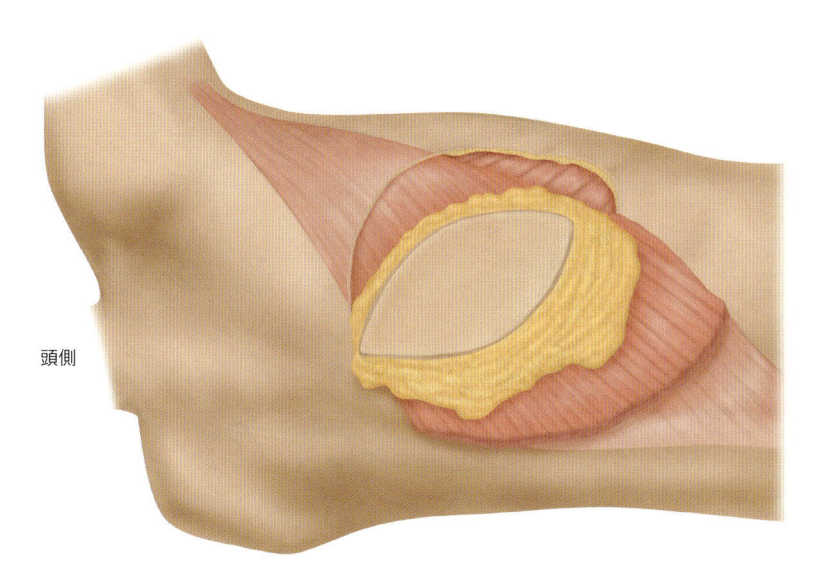

図13 広背筋皮弁：筋体の起始側を切離した所見

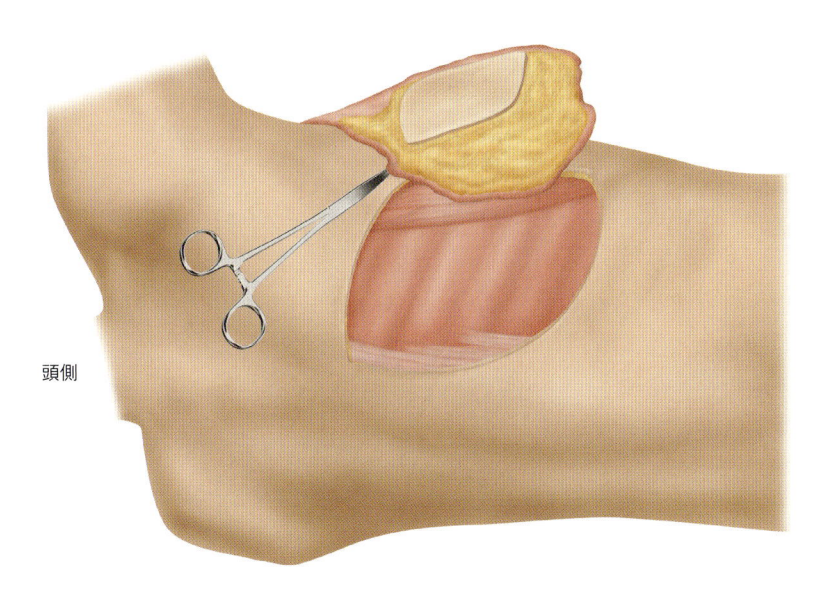

図14 広背筋皮弁：側臥位のまま皮下トンネルを通じて皮弁を胸部の欠損部に移動した所見

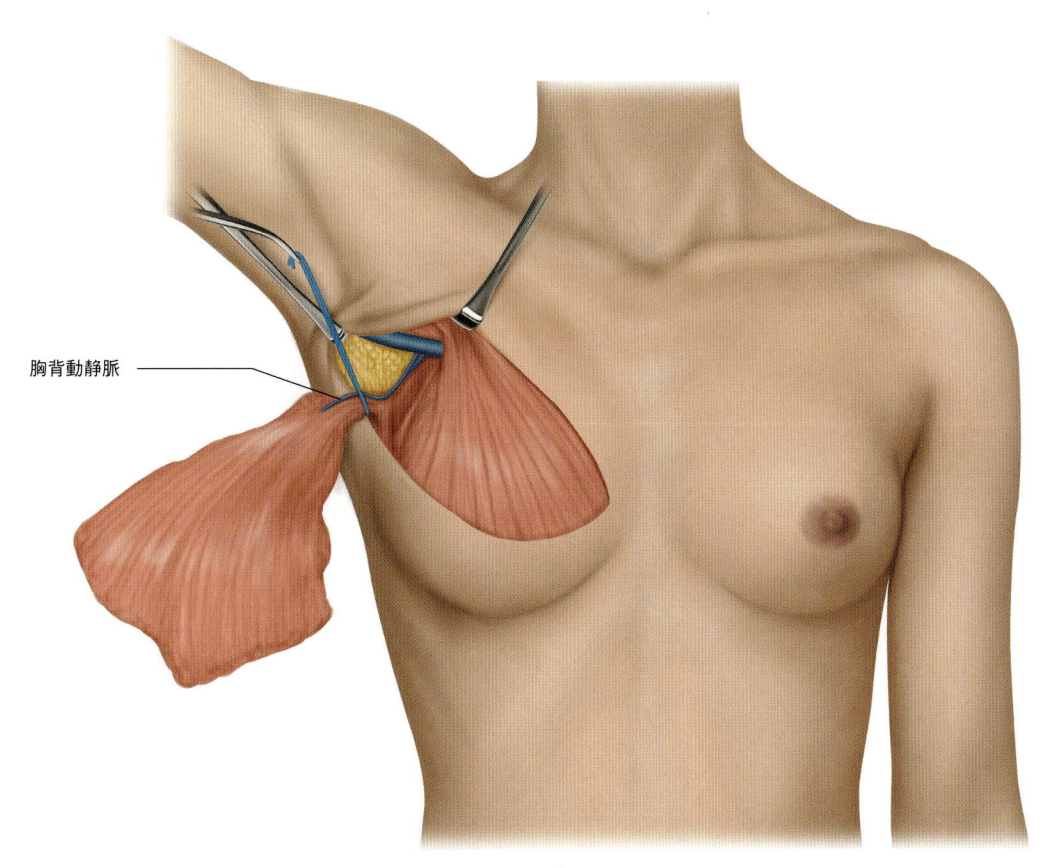

図15 広背筋皮弁：仰臥位で胸背動静脈および神経の確保（青テープ）
筋体の停止部は切離してある

脂肪を皮弁に含めるように筋膜に向かって剥離する．次に筋膜上を広背筋の辺縁に向かって剥離を進め，採取予定の範囲に到達したら，広背筋前縁から筋体の裏面に入る．胸背動静脈を確認し広背筋裏面を剥離する．ついで広背筋の起始側を切離し，有茎広背筋皮弁を作成する（図13）．最後に皮下トンネルを背部から腋窩に向けて作成し，皮弁を胸部側に移動する（図14）．皮弁採取部の止血を確認してドレーンを挿入し，同部を縫合閉鎖して仰臥位へと体位変換を行う．仰臥位となったら胸背動静脈を損傷しないように，広背筋の停止部を切離して皮弁の可動性を高めておく．胸背神経は温存したほうが，術後の筋体の萎縮は少ない（図15）．

血管吻合
- DIEP皮弁では移植組織の血流再開のために血管吻合を行う．移植床血管の選択肢としては内胸動静脈，胸背動静脈がある．内胸動静脈は第二または第三肋軟骨を切除したうえで，吻合血管として準備し，皮弁の血管と吻合する（図16）．胸背動静脈は腋窩郭清が行われていれば露出が容易であるが，剥離の際に損傷しないよう注意する．通常は動静脈一対の血管吻合が行われるが，必要に応じて追加の血管吻合を行う場合もある．

皮弁の配置・乳房マウンドの作成
- 移植組織の血流が確認されたら十分に止血を行った後，皮弁を配置して乳房マウンドの作成に入る．自家組織再建では腋窩から上胸部にかけての再現性が高いことが利点の1つである．したがって皮弁の配置に当たっては，まず皮弁外側の先端を前腋窩線の上端に固定し，次に欠損部の上縁のラインを決定する．その後皮弁を外側の膨らみへ流すように配置して乳房外側のS字状のカーブを再建する

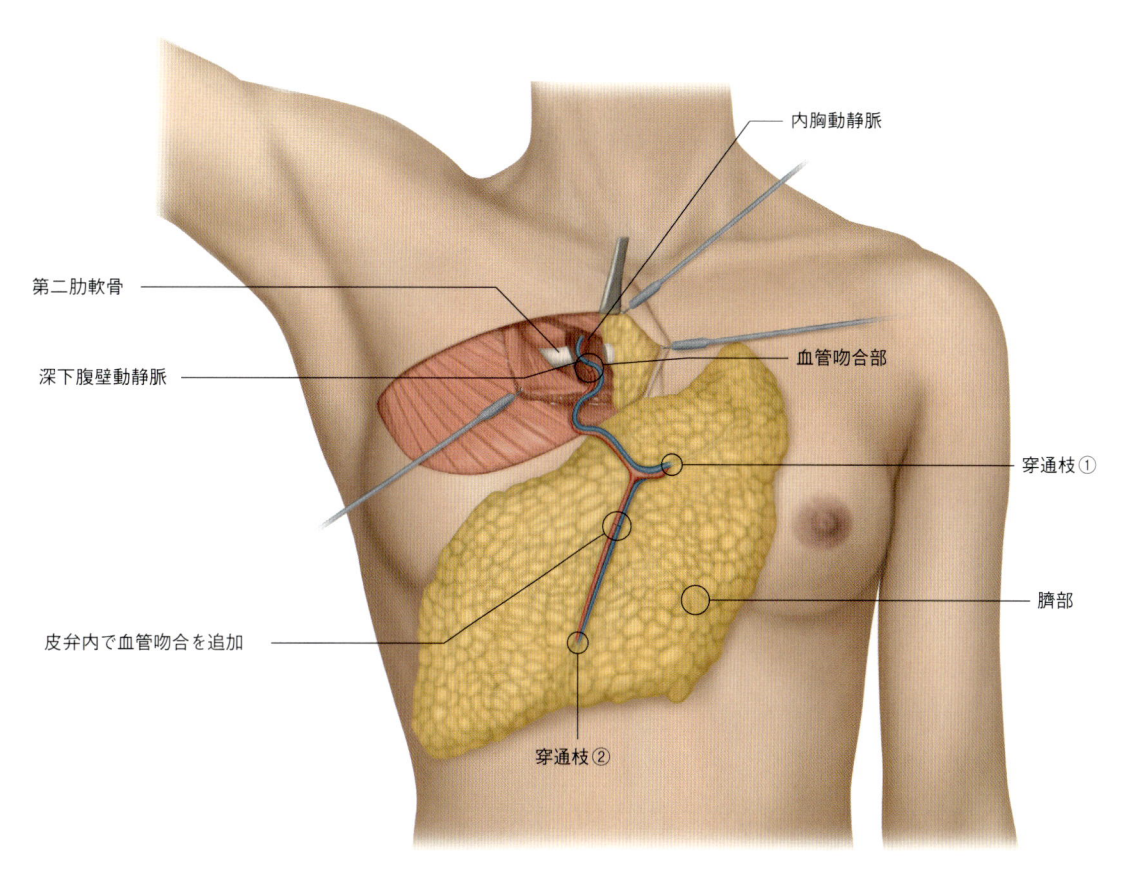

図16 DIFP皮弁：第二肋軟骨を除去後，胸背動静脈と皮弁の動静脈との吻合

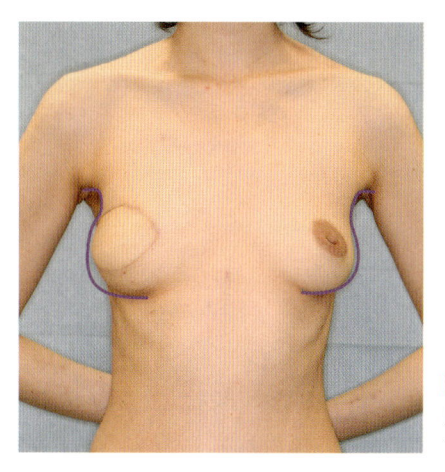

図17 乳房外側のアウトライン
座位にて外側のS字状のカーブを再現することが，美しい乳房再建のコツ

（**図17**）．最後に下垂させた皮弁を折り曲げるようにして配置し乳房下溝の形態と，乳房の最突出部を形成するようにしている．乳房下溝周囲では切除に伴い，乳房下溝線を超えて剥離が行われている場合があるので，その際は乳房下溝の位置を術前のマーキングに合わせて固定しなおす．

ドレーン挿入と閉創

- 皮弁の下縁，皮弁の上縁に持続吸引ドレーンを挿入し，腋窩郭清が行われていれば腋窩部にも同様にドレーンを挿入する．胸部の皮膚欠損範囲に合わせて皮島を適宜トリミングして，胸部皮膚と皮弁を縫合閉鎖する．この際，腫瘍切除による胸部の皮膚薄層剥離により，mastectomy skin flapの血流が不良となっている場合があるため，適宜トリミングして，後日胸部皮膚が壊死になることを予防する．

5 自家組織による一期乳房再建の術後管理

- 自家組織再建の術後管理について特に注意すべき点について述べる．

術後の体位

- 自家組織再建においては移植組織の血流が保たれていることが重要である．このため術直後は血管吻合部や有茎皮弁の血管軸の部分が圧迫されないように注意する．特に胸背動静脈に吻合した場合や広背筋皮弁例では，同部を下にした側臥位をとらないように注意する必要がある．
- 腹部からの移植を行った場合は腹壁に緊張がかからないよう股関節を屈曲した体位を保持した方がよい．術後2～3日目から歩行が可能であるが，その際も最初は歩行器を利用して，腹部を屈曲させて歩くように指導する．

移植組織の血流確認

- 十分注意を払ったにもかかわらず，血流障害のリスクはゼロにはできないので，移植組織の血流確認が重要である．移植皮弁の色調や温度，皮弁を軽く圧迫した後のcapillary refillや，皮弁穿刺により出血の性状を判定するPin Prick Testなどを参考に，動静脈の血流が保たれているかを術後数日間はモニターし，少しでも異常が認められれば，直ちに開創して血管の開存を確認し，必要があれば再手術を行う．

移植組織の保定

- 術後の下着による移植組織の保定も重要である．特に乳房下溝が広く剥離された場合，同部はやや圧迫するように固定し，かつ移植組織は強く圧迫されないように保定される方がよい．各種の自家組織再建後に向いたブラジャーが販売されているので活用するとよい．

6 乳頭再建法，乳房修復法など

乳輪乳頭再建

- 乳房再建術後6ヵ月程度以上経過したあと，乳輪乳頭再建を行うことが可能である．手術は局所麻酔で実施でき，健側の乳頭を移植する方法や，局所の皮弁を組み立てる方法があり（図18），植皮術

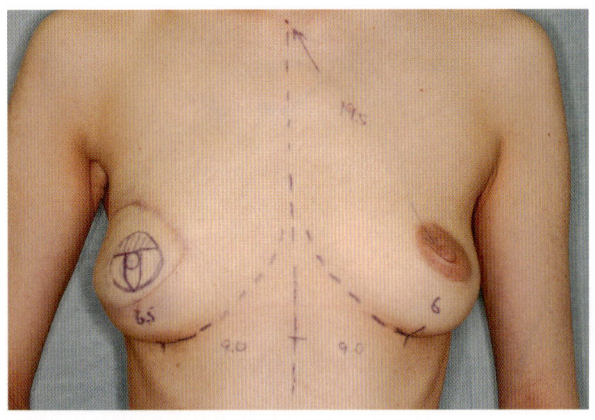

a 青線：皮弁による乳輪乳頭再建のデザインの例　　b 皮弁と植皮による乳輪乳頭再建直後
図18　局所皮弁による乳頭再建

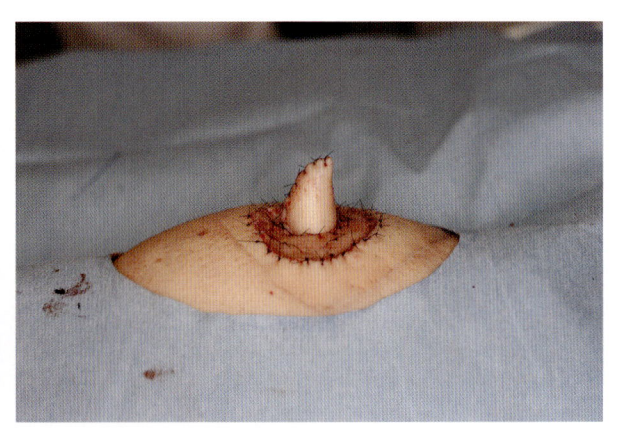

を併用する場合もある[12]（図19）．再建した乳輪乳頭の着色には刺青を行う（図20）．

乳房二次修正術

- 再建乳房の大きさや形態の修正，手術瘢痕の修正を必要とする場合がある．通常は局所麻酔で実施でき，脂肪移植や局所皮弁，瘢痕形成術などがあげられる．また健側の乳房に手を加える方法もある．

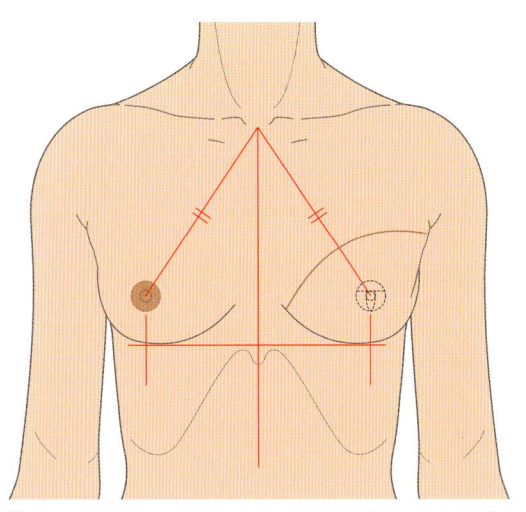

図19 局所皮弁と植皮による乳輪乳頭再建の1例
a 赤線を皮膚切開
中心の破線の円の位置に乳頭ができる．
破線部分の皮下には脂肪組織を含める．
////部分は真皮中層で挙上する．
b 局所皮弁で乳頭を作成
△，×を合わせるように脂肪柱を被覆する．
////部分は脱上皮する．
c 乳頭部分の完成
乳頭部分は皮膚を縫合し，周囲は乳輪に相当する．
d 皮膚移植
乳輪に相当する部分の皮膚欠損部には色素の濃い会陰付近から植皮術を行う．

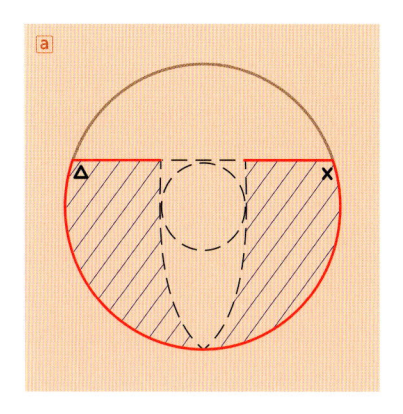

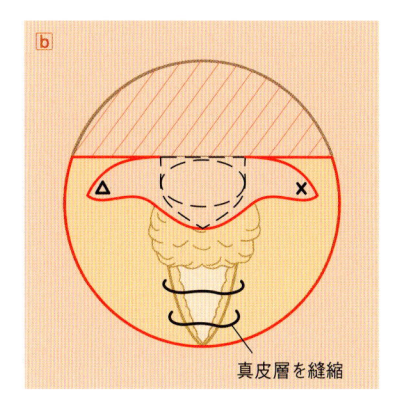

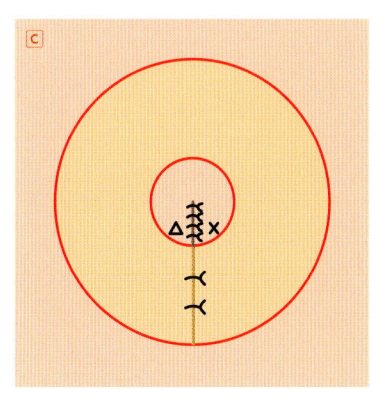

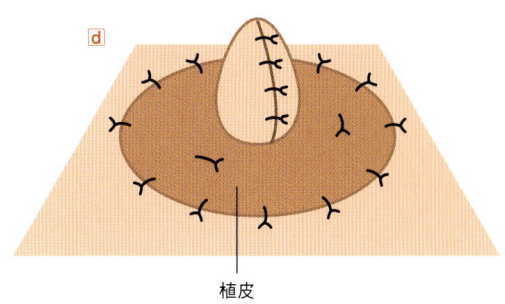

真皮層を縫縮

植皮

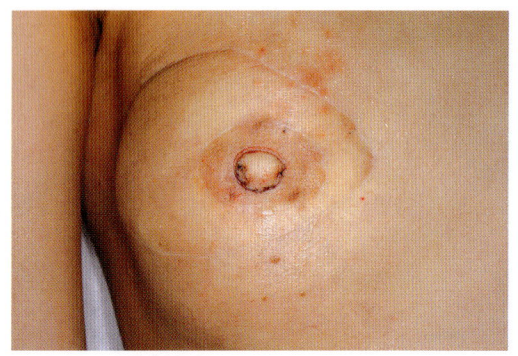

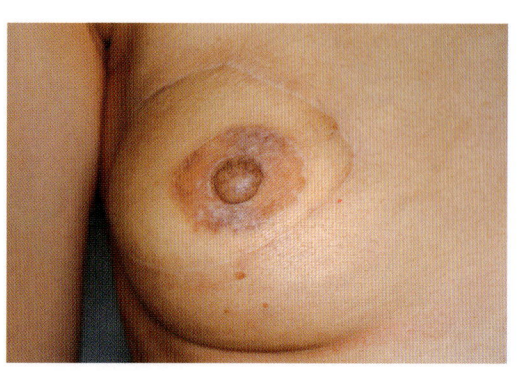

ⓐ 刺青前の乳輪乳頭の色調　　　　　　　　ⓑ 刺青後3ヵ月の所見
図20　再建した乳輪乳頭の経過

7　乳房再建術後の患肢リハビリテーション

- 乳癌術後（特に腋窩リンパ節郭清を行った場合）には肩関節の運動制限を防止するために，リハビリテーションを行うことが推奨されている[4]．これは乳房再建を行った場合でも同様である．自家組織再建を行った症例では術後1週間目以降を目安にリハビリテーションを開始するようにしている．リハビリテーションのメニューや期間は，各施設で通常行われている乳癌術後リハビリテーションに準じればよい．ティッシュエキスパンダーを挿入した症例では，エキスパンダーの頭側への移動に注意する．

8　PMRTを要する症例に対する乳房再建の適応と手技の工夫

- 乳腺全摘後に術後放射線治療（PMRT）を要する場合は少なからず存在する．自家組織再建後にPMRTを施行すると再建乳房の萎縮や，皮膚の硬化，色素沈着などの副作用を生じ，再建乳房の形態が変化することが経験される．文献的にも，自家組織での再建乳房に術後照射が行われた場合には，非照射例に比して整容性の低下が認められるとされる[13]．このため，手術前からPMRTが必要と判断される症例や術中のセンチネルリンパ節生検陽性の症例では，自家組織による一期再建を回避することも考えられる．しかし乳房再建に対する強い希望を有する症例では，PMRTを要する場合でも敢えて一期再建を行う場合もある．このような症例では，自家組織再建の場合は二次的修正術での整容性の改善を行うことを見越して，乳房マウンドを作成しておくのも1つの方法と考えられる．
- 一方，エキスパンダーの挿入後にPMRTを行う場合は，非照射例に比して合併症の頻度が増加するとされる[14]．このような場合，エキスパンダー拡張の時期と放射線治療の時期を工夫する必要があり，PMRT開始前までにエキスパンダー拡張とインプラントへの交換を終えてしまう方法が報告されているが[15]，一定の見解は得られていない．

> **Side memo** 乳房再建の際に乳腺外科医が気をつけるポイント

再建を行う場合には以下のようなことが注意すべきポイントである．

まず腫瘍の切除に伴う胸部皮膚の薄層剥離の際は，極度に薄い剥離は行わない，創縁での鋭利な筋鉤による牽引を避ける，皮膚剥離面の止血はバイポーラを用いて丁寧に行うことを心がける，などである．これにより術後の皮膚壊死をできる限り回避することができる．次に乳房下溝周囲の剥離の際には，腫瘍切除のために止むを得ない場合以外は，乳房下溝を超えて広範囲な剥離は行わないよう心がけたほうがよい．これにより，整容的によりよい結果を得ることができる．最後に胸背動静脈の温存であるが，腋窩郭清の際に胸背動静脈を損傷することは稀であるが，自家組織再建の場合は血流の確保に問題を生じることがあるので注意を要する．

（櫻庭　実）

（1〜3：藤木政英／宮本慎平，4〜8・Side memo：櫻庭　実）

文献

1) Spear SL, et al：Classification and management of the postoperative, high-riding nipple. Plast Reconstr Surg, 131: 1413-1421, 2013.
2) Nava MB, et al：Outcome of different timings of radiotherapy in implant-based breast reconstructions. Plast Reconstr Surg, 128: 353-359, 2011.
3) Seth AK, et al：Comparison of delayed and immediate tissue expander breast reconstruction in the setting of postmastectomy radiation therapy. Ann Plast Surg, 28, in press.
4) 日本乳癌学会編：科学的根拠に基づく乳癌診療ガイドライン1 治療編, 2015年版. 第3版 金原出版, 東京, 2015.
5) Wechselberger G, et al：The transverse myocutaneous gracilis free flap：a valuable tissue source in autologous breast reconstruction. Plast Reconstr Surg, 114（1）：69-73, 2004.
6) Allen RJ, et al：Superior gluteal artery perforator free flap for breast reconstruction. Plast Reconstr Surg, 95（7）：1207-1212, 1995.
7) Hartrampf CR, et al：Breast reconstruction with a transverse abdominal island flap. Plast Reconstr Surg, 69（2）：216-225, 1982.
8) Nahabedian MY, et al：Contour abnormalities of the abdomen after breast reconstruction with abdominal flaps：the role of muscle preservation. Plast Reconstr Surg, 109（1）：91-101, 2002.
9) Blondeel PN：One hundred free DIEP flap breast reconstructions：a personal experience. Br J Plast Surg, 52（2）：104-111, 1999.
10) Arnez ZM, et al：Breast reconstruction using the free superficial inferior epigastric artery（SIEA）flap. Br J Plast Surg, 52（4）：276-279, 1999.
11) Bostwick J, 3rd, et al：The latissimus dorsi musculocutaneous flap：a one-stage breast reconstruction. Clin Plast Surg, 7（1）：71-78, 1980.
12) 矢永博子 ほか：実写で示す乳房再建カラーアトラス, 第1版. 永井書店, 大阪, 2008.
13) Rochlin DH, et al：Postmastectomy radiation therapy and immediate autologous breast reconstruction：Integrating perspectives from surgical oncology, radiation oncology, and plastic and reconstructive surgery. J Surg Oncol. Epub, 2014.
14) Lin KY, et al：Implant-based, two-stage breast reconstruction in the setting of radiation injury：an outcome study. Plast Reconstr Surg, 129（4）：817-823, 2012.
15) Cordeiro PG, et al：Irradiation after immediate tissue expander/implant breast reconstruction：outcomes, complications, aesthetic results, and satisfaction among 156 patients. Plast Reconstr Surg, 113（3）：877-881, 2004.

第9章

術後管理

- 乳癌手術は比較的低侵襲で，死に至るような重篤な合併症のリスクも少ないが，術後管理・観察の重要性は決して低くない．
- どんなに周到な術前準備を行い，どんなに完全な手術を行っても，ある一定の確率で合併症が起こり得ることから，合併症を予防する工夫，合併症の発生を早期に発見し対応するよう努めることが重要である．
- 合併症の発生は，術前に十分なインフォームド・コンセントを行っていたとしても，患者心理，医師と患者との信頼関係に影響を与え得る．また，症例によっては，術後の補助療法が必要になる場合があり，合併症の発生は，そうした補助療法開始の遅延につながることもある．

1 創処置とドレーン管理

創処置

- 創にはステリストリップ™を貼付し，創縁の皮膚を固定・減張している．
- その上にドレッシング（カラヤヘッシブ®，IV-3000®など）を貼布する．湿潤環境を保つことで，創傷治癒を促進する（図1）．
- 術直後はバストバンドや伸縮テープで創を中心に胸部を圧迫することで，後出血を予防する．
- ドレッシング材の上にパーミエード®を貼付し，シャワーは可能とする（ドレーンなしの場合）．
- 術後7日目頃に，ステリストリップ™やドレッシング材を剥がし，再度ステリストリップ™にて皮膚を固定する．

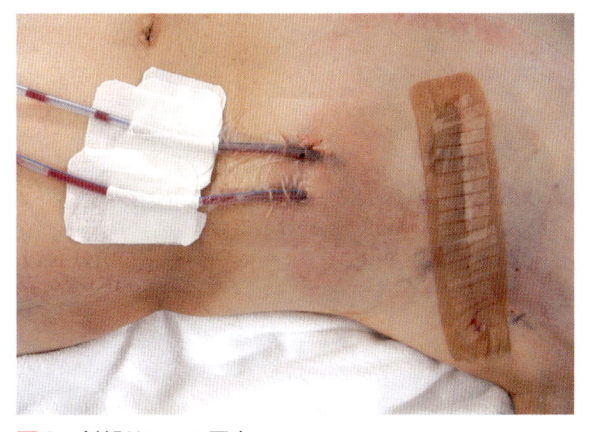

図1　創部ドレーン固定
術創にステリストリップ™を貼付後，ドレッシング材を用いる．
ドレーン挿入部はフィルムドレッシングを行う．

■ ドレーン管理

- 乳癌手術後は死腔が生じやすく，リンパ節郭清後の腋窩や乳房切除後の皮弁下に漿液腫（seroma）が発生しやすい．
- 腋窩，前胸部に15Fr. J-VACドレーンを留置する．
- ドレーン刺入部はパーミエード®やIV-3000などで密閉する．
- 持続吸引をかけ，死腔を減らし，癒着させる．
- 定期的にミルキングして，ドレーンが効いていることを確認する．
- 術後7日目を目安に抜去する．1日排液量が多い場合には，数日間留置の延長を検討する．
- ドレーン刺入部の感染が疑われた場合には速やかに抜去する．
- 抜去孔は1～2日で閉鎖する．

2 術式別クリニカルパス

- 術前（**表1**），術後（ドレーン有無）（**表2，3**）を示した．

3 術後管理のポイントと合併症への対処法

■ 術後管理のポイント

- バイタルサイン（体温，血圧，脈拍など），創部（腫脹，疼痛，皮膚色調），ドレーン（排液の性状・量，刺入部）をよく観察し，合併症の早期発見・早期対応を心掛けることが大切である．
- 術後3時間の時点で，上記観察項目に異常がなければ，その後出血のリスクは低いと思われる．
- 術後3時間の時点で，異常がある場合には，可及的速やかに対応すべきである．
- 合併症の程度によっては，補助療法の開始に影響を与える恐れがある．

■ 合併症

後出血

- 術中の止血が不十分で，閉創後に出血をきたす．
- 徴候：
  - 創部の膨留，疼痛の増強，皮膚の色調変化（皮下血腫様）
  - ドレーン排液の量が多く，血性
  - バイタルの変化（血圧低下，脈拍数上昇）
- 対応：出血部位がわかれば，用手的もしくはガーゼやテープによる圧迫．すでに多量の血腫が貯留していたり，圧迫をしても改善が認められない時は，開創止血を検討する．
- 対応が遅れると，貧血の進行，広範な皮膚色調の変化，血腫貯留，感染のリスクが高くなる．
- 閉創前に，皮弁・大胸筋・胸壁・乳腺切除断端を，系統立てて全範囲漏れのないように出血の有無を観察することが大切である．出血が少しでも疑われる場合には，凝固止血・結紮止血を施す．

表1 術前クリニカルパス（手術前日〜手術翌日朝）

	手術前日	手術当日			手術翌日朝
		術前	術中	術後	
病棟	入院	—	—		
食事	21時以降禁食 眠前まで飲水可	禁飲食	—	帰室4時間後 飲水可	
注射	—	・1件目 手術室にてライン確保 ・2件目以降 9:00〜入室 1号液80mL/h	抗菌薬 セファメジン®1g 執刀前・3時間毎	3号液 80mL/h	
内服	麻酔科指示	麻酔科指示	—	—	
測定	身長・体重	—	—	—	
モニタリング他	—	—	—	ECGモニター	9時off
				SpO2モニター	9時off
				尿道カテーテル	離床時抜去
				弾性ストッキング	離床時off
				間欠的空気圧迫装置	離床時off
バイタル測定	—	—	—	帰室時/帰室後30分/1時間/2時間 以降2時間おき	
測定（血圧）	—	—	—	sBP≧180mmHg アダラート10mg 1錠内服 sBP≦90mmHg Dr. call	
測定（脈拍）	—	—	—	120回/分以上 Dr. call 50回/分以下 Dr. call	
測定（SpO2）	—	—	—	93%以下（O₂ 2L/分カヌラ）でDr. call	
測定（尿量）	—	—	—	100mL/4hr以下 輸液120mL/hrに増量 ※増量後も100mL/4hr以下 Dr. call	
処置（酸素）	—	—	—	マスク5L/分 帰室後4時間でoff ※SpO2 93%以下（RA）でカヌラ2L/分	
処置（創部）	—	—	—	バストバンド＋ガーゼ圧迫	7時圧迫解除
対症指示 （疼痛時）	—	—	—	・ロピオン®50mg＋生食50mL/30分 ・ペンタジン®15mg＋アタラックス®P25mg＋生食50mL/30分 ・ボルタレン®座剤25mg （いずれも4時間あけて3回/日まで可） ※NSAIDs使用禁ではアセリオ®1000mg/30分	
対症指示 （嘔気時）	—	—	—	・プリンペラン®10mg＋生食50mL/30分 （4時間あけて3回/日まで可）	

表2 術後クリニカルパス―ドレーンなし―（術後1日目～退院）

		術後1日目	術後2日目
病棟		―	退院
食事		昼から食事再開	
注射		9時抜針 ※強い疼痛・嘔気あれば点滴継続	
内服		・持参薬再開 ・ロキソニン®60mg　3錠3×（毎食後）7日間 ・セルベックス®50mg　3錠3×（毎食後）7日間 ・ケフラール®250mg　3錠3×（毎食後）7日間 　※NSAIDs使用禁ではカロナール®200mg　6錠3×（毎食後）7日間	
バイタル測定		3回／日	
測定（血圧）		sBP≧180mmHg　アダラート®10mg　1錠内服 sBP≦90mmHg　Dr. call	
測定（脈拍）		120回／分以上　Dr. call 50回／分以下　Dr. call	
処置（創部）		―	防水用フィルム貼付
対症指示	疼痛時	・ボルタレン®坐剤25mg　（4時間あけて3回／日まで可）	
	嘔気時	・プリンペラン®10mg　1錠内服	
	不眠時	・マイスリー®5mg　1錠内服　（2錠まで可）	
	便秘時	・プルゼニド®12mg　2錠内服　　・酸化マグネシウム0.5g　1包内服 ・レシカルボン®坐剤　1個挿肛　　・ラキソベロン®　15滴内服 ・グリセリン浣腸　60mL	
	発熱時	38.5℃以上で熱苦痛を伴うとき ・クーリング ・ボルタレン®坐剤25mg　（4時間あけて3回／日まで可）	

表3 術後クリニカルパス―ドレーンあり―（術後1日目～退院）

		術後1日目	術後2～6日目	術後7日目	術後8日目
病棟		―	―	―	退院
食事		昼から食事再開	―	―	―
注射		9時抜針 ※強い疼痛・嘔気あれば点滴継続	―	―	―
内服		・持参薬再開 ・ロキソニン®60mg　3錠3×（毎食後）7日間 ・ケフラール®250mg　3錠3×（毎食後）7日間（症例により使用） ・セルベックス®50mg　3錠3×（毎食後）7日間 　※NSAIDs使用禁ではカロナール®200mg　6錠3×（毎食後）7日間			―
バイタル測定		3回／日			
測定（血圧）		sBP≧180mmHg　アダラート®10mg　1錠内服 sBP≦90mmHg　Dr. call			
測定（脈拍）		120回／分以上　Dr. call 50回／分以下　Dr. call			
処置（創部）		―	―	・創部ステリストリップ™貼り替え ・ドレーン抜去	ドレーン抜去部絆創膏貼付
対症指示	疼痛時	・ボルタレン®坐剤25mg　（4時間あけて3回／日まで可）			
	嘔気時	・プリンペラン®10mg　1錠内服			
	不眠時	・マイスリー®5mg　1錠内服　（2錠まで可）			
	便秘時	・プルゼニド®12mg　2錠内服　　・酸化マグネシウム0.5g　1包内服 ・レシカルボン®坐剤　1個挿肛　　・ラキソベロン®　15滴内服 ・グリセリン浣腸　60mL			
	発熱時	38.5℃以上で熱苦痛を伴うとき ・クーリング ・ボルタレン®坐剤25mg　（4時間あけて3回／日まで可）			

皮弁血流不全，皮弁壊死
- 病変が皮膚に近接している場合には，腫瘍近傍の皮弁は薄くし，乳腺組織の遺残がないように努める．
- 皮弁作成が薄くなると，皮弁の血流不全をきたし，程度によっては皮弁壊死に至ることもある．
- **徴候**：皮膚の色調変化（暗赤色調）
- **対応**：経過観察．程度がひどい場合は軟膏（エキザルベ®，プロスタンディン®軟膏）塗布
  デブリードメント
- 高齢，喫煙，高血圧，脂質異常症，糖尿病は，末梢循環不全のリスクであり，皮弁の厚さに注意を要する．

感染
- 創部，ドレーン刺入部に細菌が付着・増殖することが原因である．
- **徴候**：術後1〜2週間頃の発熱，創部・ドレーン刺入部の発赤・疼痛，ドレーン排液の混濁・悪臭
- **対応**：
  - 抗菌薬投与．ドレーン周囲の感染が疑われる場合には抜去する
  - 高熱，創部の発赤・熱感・膿の貯留による腫脹を認めるときは切開・排膿を検討する
- 創縁の熱傷，血腫や液体貯留で発症のリスクが上がる．
- ドレーンの長期留置の場合は，ドレーンからの逆行性感染も起こりうる．
- 肥満，喫煙，高齢，糖尿病は発症のリスク因子である．
- 執刀前30分での抗菌薬の予防的投与は創感染の発生を減らす．

漿液腫（seroma）
- 死腔に浸出液，リンパ液が貯留する．
- **徴候**：創部の膨隆，皮膚の発赤や色調の変化はなし
- **対応**：
  - 乳房切除後や腋窩郭清後で貯留が自覚される場合には穿刺・吸引を行う
  - 乳房部分切除後で創に圧がかからない場合には，経過観察でもよい
- 排液量にもよるが，術直後は週2〜3回の穿刺が必要になる場合がある．
- 対応しないと，創治癒遅延，感染のリスクにつながる．

（小倉拓也／麻賀創太）

索 引

数字・欧文

15Fr. J-VAC ……………… 108
abdominal part ……………… 53
ACOSOG Z0011 試験 …………… 15
ASCO ……………………… 16
BD 領域 ……………………… 39
B-mode ……………………… 5
clavicular part ……………… 53
Cooper's ligament …………… 49
counter-traction …………… 53
DIEP 皮弁 ……………………… 97
fascial layer ……………… 49
Halsted 靭帯 ………………… 70, 85
Halsted リンパ節 …………… 70, 86
ICG ……………………… 17
interchondral ligament ……… 25
LAFS ……………………… 50
lubricant adipofascial system …… 50
mastectomy skin flap ………… 101
MDCT ……………………… 8, 97
MRI ……………………… 5
MRI detected lesion ………… 6
neuro-vascular bundle ……… 74
Nipple Sparing Mastectomy (NSM)
　……………………… 62
non mass enhancement ……… 6, 7
PAFS ……………………… 50
Patey 法 ……………………… 85
protective adipofascial system … 50
red line ……………………… 55
RI 法 ……………………… 15, 20
Rotter リンパ節 ……………… 86
Rotter リンパ節郭清 ………… 85
second look US ……………… 6
seroma ……………………… 111
shine through 現象 ………… 20
Skin Sparing Mastectom (SSM)
　……………………… 62
sternocostal part …………… 53
Stewart ……………………… 50
superficial fascia anterior layer
　……………………… 49
superficial layer of superficial fascia
　……………………… 52
99mTc ……………………… 20
Tomosynthesis ……………… 2
US + tomosynthesis マーキング … 9
Vacuume Assisted Breast Biopsy
　(VAB) ……………………… 7
white line ……………… 56, 72
white tendon ……………… 74

あ行

イソジン® ……………………… 11
一次一期乳房再建 ……………… 95
インジゴカルミン …………… 20, 32
インドシアニン・グリーン …… 17
腋窩外側操作 ……………… 74
腋窩小切開 ……………… 74
腋窩深部 ……………… 82
腋窩リンパ節郭清 ………… 69, 71
エキスパンダー …………… 89, 104
壊死 ……………………… 101
エラストグラフィ …………… 5
横切開 ……………………… 31, 50

か行

外側欠損 ……………… 47
外側支配血管 ……………… 77, 83
外側切開 ……………… 28
ガイド下マーキング ………… 2
下胸筋神経 ……………… 76, 77, 83
下胸筋神経動静脈 …………… 58
合併症 ……………… 93, 108, 109
カラードプラ ……………… 4
感染 ……………………… 111
偽陰性率 ……………… 17
胸筋間リンパ節 ……………… 8
胸筋間リンパ節郭清 ………… 85
胸肩峰動静脈 ……………… 86

胸肩峰動静脈胸筋枝 ………… 85
胸骨傍リンパ節 ………… 8, 15, 24
胸背神経 ……………… 81, 82, 83
胸背動静脈 ……………… 75, 81, 82, 83
胸腹壁静脈 ……………… 74, 75
胸壁浸潤 ……………… 61
近赤外線モニター …………… 17
クーパー靭帯 ……………… 7
クリニカルパス …………… 108
グルコン酸クロルヘキシジン …… 11
蛍光法 ……………… 15, 17
血流障害 ……………… 102
肩甲下筋膜 ……………… 71
後出血 ……………… 109
広背筋前縁 ……………… 72
広背筋皮弁 ……………… 96, 99, 100
弧状切開 ……………… 31

さ行

再建方法 ……………… 39
最上胸静脈 ……………… 85
鎖骨胸筋筋膜 ……………… 85
色素 ……………… 32
色素法 ……………… 15
充填方法 ……………… 43
手鉤 ……………… 53
術後管理 ……………… 108
術後放射線治療 ……………… 104
術前デザイン ……………… 45
術前薬物療法 ……………… 31
潤滑性脂肪筋膜系 …………… 50
漿液腫 ……………… 111
上胸筋 ……………… 85
深下腹壁動静脈 ……………… 98
深下腹壁動脈穿通枝皮弁 …… 97
正中欠損 ……………… 47
整容性 ……………… 39
石灰化病変 ……………… 29
接触皮膚炎 ……………… 11
切除範囲 ……………… 31

線維性腋窩弓 ………………… 71	乳頭壊死 …………………… 63	放射状皮切線 ……………… 27
浅胸筋膜弁 …………………… 91	乳頭温存乳房切除術 ………… 62	傍乳輪切開 ………………… 27
浅在筋膜浅層 ………………… 49	乳頭側 ………………………… 35	ポビドンヨード …………… 11
センチネルリンパ節 ………… 16	乳房下溝 ……………… 101, 105	
センチネルリンパ節生検 …… 15	乳房下溝線 ……………… 53, 62	**ま行**
穿通枝 ………………… 56, 97, 98	乳房下溝線切開 ……………… 28	マーキングクリップ ……… 35
穿通枝皮弁 …………………… 96	乳房内リンパ流経路 ………… 15	マイクロ転移 ……………… 16
造影MRI所見 ………………… 31	乳房二次修正術 …………… 103	マウンド …………… 95, 100
創処置 ………………………… 107	乳輪乳頭再建 ……………… 102	マクロ転移 ………………… 16
		マンモグラフィ …………… 1
た行	**は行**	マンモグラフィマーキング … 29
大胸筋外側支配血管 ………… 76	薄層剥離 ……………………… 52	
大胸筋筋膜 …………………… 35	パルスドプラ法 ……………… 4	**ら行**
断端の評価 …………………… 35	瘢痕形成術 ………………… 103	リハビリテーション ……… 104
断端陽性 …………………… 35, 37	微小石灰化 …………………… 1	臨床的CR …………………… 31
中間胸筋神経 ……………… 85, 86	非触知病変 …………………… 29	レベルⅠ …………………… 69
超音波 ………………………… 3	皮切 …………………………… 27	レベルⅠ浅層郭清 ………… 76
超音波所見 …………………… 31	ヒビテン® ……………………… 11	レベルⅠリンパ節郭清（浅層） … 77
超音波フローイメージング法 … 4	皮膚壊死 ……………………… 105	レベルⅡ …………………… 69
超音波マーキング …………… 30	皮膚温存乳房切除術 ………… 62	レベルⅡ郭清 ……………… 78
長胸神経 ………… 79, 80, 81, 82	皮膚割線 ……………………… 27	レベルⅢ …………………… 69
追加切除 ……………………… 35	皮弁 …………………………… 32	レベルⅢ郭清 ……………… 85
定型的乳房切除術 …………… 59	皮弁壊死 ……………………… 111	レベル分類 ………………… 69
ドレーン管理 ……………… 107	腹直筋鞘前葉 ………………… 53	肋鎖靭帯 …………………… 70
	腹直筋皮弁 …………………… 95	肋間上腕神経 ……………… 74
な行	フチン酸テクネシウムキット … 20	肋間神経動静脈外側皮枝 … 58
内胸動脈穿通枝 ……………… 64	フックワイヤー ……………… 29	
軟骨間靭帯 …………………… 25	分層前鋸筋弁 ………………… 91	**わ行**
二期的追加切除 ……………… 37	米国臨床腫瘍学会 …………… 16	腕神経損傷 ………………… 13
乳管内病変 …………………… 3, 6	防御性脂肪筋膜系 …………… 50	
乳腺修復法 …………………… 35	放射状切開 …………………… 27	

■ 編 者 紹 介 ■

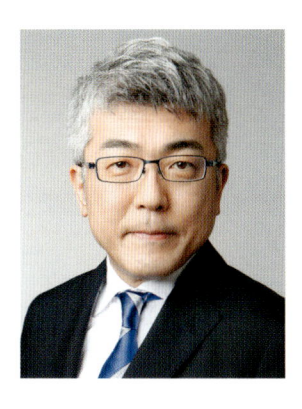

木下貴之 Takayuki Kinoshita

1988年	慶應義塾大学医学部 卒業
	同 外科学教室
1991年	同 一般消化器外科 乳腺グループ
1994年	国立東京第二病院 外科
1997年	慶應義塾大学医学部 医学博士号取得：
	乳癌のがん抑制遺伝子に関する研究
1998年	米国Tennessee大学 留学
2000年	国立病院東京医療センター 外科，治験管理室長
2002年	国立がんセンター中央病院 乳腺科医員
2003年	同 乳腺科医長
2004年	同 乳腺診療グループ長
2012年	国立がん研究センター中央病院 乳腺外科 科長
	UICC/TNM乳がん国際分類エキスパートパネル メンバー

国立がん研究センターの乳癌手術　　　ⓒ2016

定価(本体 10,000 円+税)

2016 年 4 月 20 日　1 版 1 刷

編　者　木　下　貴　之
発　行　者　株式会社　南　山　堂
代表者　鈴　木　肇

〒113-0034　東京都文京区湯島 4 丁目 1-11
TEL 編集(03)5689-7850・営業(03)5689-7855
振替口座　00110-5-6338

ISBN 978-4-525-31731-7　　　Printed in Japan

本書を無断で複写複製することは，著作者および出版社の権利の侵害となります．
JCOPY <(社)出版者著作権管理機構 委託出版物>
本書の無断複写は著作権法上での例外を除き禁じられています．複写される場合は，そのつど事前に，(社)出版者著作権管理機構(電話 03-3513-6969, FAX 03-3513-6979, e-mail: info@jcopy.or.jp)の許諾を得てください．

スキャン，デジタルデータ化などの複製行為を無断で行うことは，著作権法上での限られた例外（私的使用のための複製など）を除き禁じられています．業務目的での複製行為は使用範囲が内部的であっても違法となり，また私的使用のためであっても代行業者等の第三者に依頼して複製行為を行うことは違法となります．